ちくま学芸文庫

自分ということ

木村 敏

自分ということ＊目次

III

自分ということ

はしがき

第三文明社のおすすめで、最近数年間に書いたものの中から、「自己」、「あいだ」、「ま」などの問題を扱った文章をいくつか集めてみた。「思春期病理における自己と身体」を別にすれば、ここに収録したものは全部、精神医学以外の発表の場で一般の読者に向けて書かれた文章ばかりである。

Iとしてまとめた三つの章は、一九七六年から七七年にかけて『第三文明』誌に掲載されたもので、年代的には一番古い。そのころ私は、『分裂病の現象学』（弘文堂、一九七五年）にまとめた自己論からの脱皮をしきりに模索していた。そしてその一つの導きの糸を、以前から私にとって重要な鍵概念となっていた「あいだ」という考えについての、さらに立ち入った考察に求めようとしていた。この模索はやがて、本書の後半にもすでにはっきりと姿を現しているように、「あいだ」を「存在者自己」と

「自己の存在それ自体」との「存在論的差異」として内在化した上で、これをあらためて自己と他者それぞれの存在論的差異の間の間主観的な差異として展開しようという方向に向って収斂して行くことになる。この三部作には、その収斂の動きのいわば最初のきざしのようなものが読みとれる。

Ⅱの「「間」と個人」は時期的には一番新しく、一九八〇年に朝日新聞社主催の「朝日ゼミナール」で行なった講演が、その後講談社から一冊の本にまとめられたものから取った文章である。もともとが一般の聴衆に対する市民講座的な講演であったし、しかも速記録にはほとんど手を入れていないので、論旨はかなり冗長で平板である。しかし、「あいだ」と「意味《ミーニング》」の関係など、ほかでは書いたことのない内容も二、三含まれており、第一、なんといっても読みやすいだろうと思って、収録することにした。

以上を本書の前半とすると、後半を占めるⅢの三つの論文はずっと硬質のものとなる。

「思春期病理における自己と身体」は、一九七八年当時に私の同僚であった中井久夫・山中康裕の両氏が編集し、名古屋で活躍する若い精神科医を集めて作った思春期精神医学の論文集にのせたものである。他の共同執筆者の諸君が若い人たちだったことと、思春期というテーマで書いたこととの作用によるものであろう、私の文章も、年甲斐もなく若やいでいる。読み返してみて、いささか気恥しいぐらいである。それはともかくとして、この論文は、さきに書いた「同一性から差異性へ」の方向が、すでにかなりはっきりした形をとっているという意味でも、私にとって愛着のある作品の一つである。

次の「存在論的差異と精神病」は、『理想』誌の「ハイデガー特集号」(一九七八年)に寄稿したもので、この題名からも見てとれるように、「差異性」の問題を正面から論じようとした論文である。そして或る意味では、自己の「内的差異」についての私の考えは、この論文に一番凝縮された形で語られているかもしれない。「差異」の問題についてはこの後も書き続けられることになるけれども、この哲学的な色彩の非常に濃い論文は、私自身がたえずそこへ立ち戻らなくてはならない中間基地として、私にとっては大変に重要な作品だといえる。

最後の「ハイデッガーと精神医学」は、『現代思想』誌の「ハイデガー総特集号」(一九七九年)のために執筆したものである。ここでは、ハイデッガーの哲学と特に関係の深い「現存在分析」の代表者であるビンスヴァンガー、ボス、ブランケンブルクの三人について、それぞれのハイデッガー哲学への関与の仕方の相違を、精神分裂病に対する態度という切断面で切ってみた。これには、彼らと同じくハイデッガーから多くを学び、「現存在分析的」と言っても差し支えない文章を書いている私自身の自己定位という意味もこめられている。

　このようにして、本書に集めた諸論文は、私の最初の論文集である『分裂病の現象学』から、次の論文集『自己・あいだ・時間』（弘文堂、一九八一年／ちくま学芸文庫、二〇〇六年）へのあいだを結ぶ、私自身の内部における展開の過程が残した痕跡である。だからここには、述べられていることの結論だけを見るならば、その後に執筆されて先に世に出たいくつかの著作とくらべて、格別に新しいものはあまり見当らないかもしれない。しかし自然科学の研究とは違って、精神病理学の領域においては、なにが語られているかということのほかに、どうしてそれが語られることになったのかということも、同じくらい、あるいはそれ以上に重要である。個々の命題よりも、一つの命題と次の命題との「あいだ」の方が問題だ、と言ってもよいだろう。

　そのような、語り出された命題の背景とでもいうべきものは、著者の内部にあってそれ自体は形をもたない、一種の「内面の歴史」のような場所のことであって、専門的な論文の中ではどちらかというと表面には出て来にくい。本書に集めたような専門外の読者向けの文章だと、そういった私的で背景的な機微をずっと自由に語りやすいということがあるように思う。

「あいだ」から「差異」の概念への展開の一つの帰結は、『自己・あいだ・時間』からさらにその次の『時間と自己』（中公新書、一九八二年）での主題となった時間論であった。しかし同じこの線上には、もう一つの発展の可能性が含まれている。それは、本書にもすでに随所に顔を見せている「他者」の問題である。「差異」概念の「求心的」な帰結である時間論に対して、同じ問題の「遠心的」な帰結としての他者論を対置しなければ、私の歩きはじめた道は一応の目標に到達したといえないだろう。

私は元来、「体系的」な思考法を得意にはしていない。私が自分自身に課している首尾一貫性は、「体系的」というよりはむしろ「系譜的」（généalogique）といった方がよいのだろうと思う。ドゥルーズがそのニーチェ論の中で述べているように、系譜的ということは差異の自己展開を追うということである。つまりそれは、問題の所在の背後にある「あいだ」の場所の自己産出機能に導かれて考えて行くということである。他日、私が自分の他者論になんらかの形を与えることができたときには、その萌芽もすでに本書の中に含まれていたということになるのだろうと思う。

本書に収載した文章の初出をまとめて挙げておくと共に、こころよく転載を許可していただいた各出版社に感謝の意を表しておきたい。

「自然」について――『第三文明』一九七六年八月号。

自己とは何か――『第三文明』一九七七年一月号。

「あいだ」と「ま」――『第三文明』一九七七年一〇月号。

「間」と個人――『日本人と「間」』講談社、一九八一年。

思春期病理における自己と身体――中井久夫・山中康裕編『思春期の精神病理と治療』岩崎学術出版社、一九七八年。

存在論的差異と精神病――『理想』一九七八年七月号。

ハイデッガーと精神医学――『現代思想』一九七九年一二月号。


最後に、本書がこのような形で世に出ることに御尽力下さった第三文明社の方々にも、こころから御礼を申し上げたいと思う。

一九八三年春

木村　敏

I

「自然」について

一

「自然」という言葉について、すこし考えてみたい。精神病理学の領域でどうしてこの言葉が問題になるかというと、それは私たちが「精神分裂病」と呼んでいる特別な事態において「自然さの喪失」ということが、分裂病者当人にとっても周囲の人にとっても、非常に大きな意味をもってくるからである。分裂病者は周囲の世界に対しても自分自身に対しても、自然で親しみのある関係をもてない。自分の経験するすべてのことが、以前とはまるで違った「よそよそしい」、「味気ない」、「不自然」な気分を帯びてくる。また一方、そういった状態にある分裂病者は、彼との間に関係を持とうとする人の心にも、非常に不自然な印象を与える。分裂病以外にもさまざまな精神障碍があるけれども、この独特の不自然さの印象は、ふつう分裂病者だけにしか感じとられない、かなり特有のものである。私たち精神科医は、ときにはこの不自然さの印象だけで、いわば直観的に分裂病の診断を下すこともある。とくに、診断のつきにくい精神障碍者の場合、彼が分裂病者であるのかどうかの最後の決め手が、彼の態度や表情などが私たちにとって自然なものであるかどうかの一点にかかっているというようなこともけっしてまれではない。

しかし、分裂病者における自然さの喪失ということは、単にこうした診断的な意味をもつだけではない。それはどうやら、分裂病と呼ばれるこのまったく独特の事態の本質と深く関っていることであるように思われる。

分裂病とは何であるのか、分裂病者が示すさまざまの奇異な症状の根底にあって、すべての症状が結局はその一点から由来しているといえるような「基本障碍」は何なのか、という疑問に対しては、従来から実にいろいろな説が立てられている。この問題の最終的な解明はもちろんまだついていないけれども、私自身は、従来から「自己の自己性の不成立」ということからこの基本障碍を考えてきた。分裂病者は、その幼時からの対人関係を通じて自己の自己性を確立することに失敗し、自己性つまり主体性の有無を問われる思春期の対人関係につまずいて、自己の自己性そのものが深刻な危機にさらされるような異常事態を招く。この異常事態に直面して、対処の仕方に苦慮している状態を、私たちは精神分裂病と呼んでいるのである。「精神分裂病」といっても、けっしてその人の「精神」が「分裂」しているわけではない。自己の自己性の危機という異常事態に直面して、統一のとれた整然たる対応が困難であるために、外から見ると一見、精神機能が支離滅裂になっているように見えるだけのことである。

このような外面的な「精神分裂」は、真の分裂病者でなくても、自己がなんらかの原因で一時的に混乱状態に陥っているような場合には広く認められるものである。精神科医の中には、このような一時的な精神分裂状態をも分裂病と診断する人もすくなくないが、私自身はその立場はとらない。私にとって分裂病とは、自己の自己性の震憾が他のなんらかの障碍の結果として一時的に生じたのではなく、その人の生活史全体からの必然的帰結として、それ自体を原因として原発的に起っているような事態のことである。分裂病者においては「自己が自己である」ということが、ほかならぬこの「自己が自己である」ということ自体の内部的な問題として疑問に付されている。

私が最初に述べた「自然さの喪失」という現象が深い意味関連をもってくるのは、この厳密な意味での分裂病にとってである。もちろん、その他の「精神分裂状態」であっても、それが精神障碍である以上、なんらかの意味では不自然な行動が出現してくる。しかしこの種の「不自然さ」は、私たちがもっている「自然さ」の感覚を根底から揺がすようなものではない。それはたかだか、自然さの程度の強弱であるにすぎない。これに対して、分裂病者のみに感じられるような独特の「不自然さ」は、いわば自然・不自然の差異それ自体より以前にあるような、つまり、自然さだけではなくて不自然さをもそれの一様態として示しているような、人間にとって最も根源的な自然さの喪失であるように思われる。そこではいわば、自然さと不自然さとの間の自然な区別がなくなっている。それは、自然さの喪失が同時に不自然さの喪失でもあるような事態である、といってよい。

私は、このような特別な意味での「自然さの喪失」と、自己の自己性の原発的な不成立との間には、きわめて深い関係があると思っている。あるいはむしろ、この二つの言表は同じ一つの根源的事態を指していて、その根源的事態こそ、分裂病の基本障碍と呼ばれるべきものであると考えている。この深い関係を「自然」という言葉を手がかりにして考えてみたいというのが、この小論の意図なのである。

二

今日、私たちはほとんどの場合、「自然」という言葉を英語の nature と同じ意味に解している。それはまず身近なところでは、山や川や野原であり、そこに生えている草木であり、そこに住んでいる動物、鳥、魚、虫などであり、さらにそういった動植物の生態やそれに絶えず影響を及ぼしている気象の変化である。私たちの眼をマクロの方に向けてやれば、太陽や月や星、そういったものすべてを包む大宇宙があり、反対にミクロの方に眼を向ければ、生物や無生物の微細構造、分子や原子から素粒子にまで至る極微の世界がある。そういったものが「自然」の語の意味内容である。つまりそれは、私たち人間を外部から取り囲む環境の全部から、いっさいの人為的なものを引き算した余りのことである。

今日、私たちは「自然」という言葉を名詞として用いることにいささかの抵抗も感じなくなっている。それは私たちが、この言葉と、右に述べたような英語の nature をはじめとする西洋語の「自然」とを、完全に重ね合わせて受け取っているからである。私たちは、「自然」という言葉によって、いつのまにか「自然というもの」を考えるようになってしまっている。しかし、この小論で問題にしようとしている、分裂病者の「自然さの喪失」というような現象について考えるためには、こういった名詞的・客観的な対象としての自然というイメージは、頭の中からひとまず拭い去っておかなくてはならない。

そもそも、「自然」という語が「自然環境」を意味する西洋語の訳語として使われるようになったのは、たかだか百年ぐらい前からのことにすぎない。一方この言葉それ自身は、それよりも遥かに以前から日本語として定着していたのだし、もちろんこの言葉の生まれ故郷である中国では、それよりもさらに古い歴史を持っていたわけである。そして、私たちにとって特に重要なことは、西洋語の「自然」と癒着する以前のこの言葉は、中国においても日本においても、けっして名詞としては用いられてこなかったという点なのである。

中国における「自然」の古い用例として、有名な老子の「人は地に法《のっと》り、地は天に法り、天は道に法り、道は自然に法る」を採ろう。ここでは「自然」は、人・地・天・道などと並記されて、一見名詞形で書かれてはいる。ところが、老子を英訳したウェイリーという人の苦心の訳語によると、この「自然」は、“the self-so” ないしは “the what-is-so-of-itself” のことなのであって、これをもう一度反訳すれば「おのずからそうであること」なのである。名詞形では書かれていても、これは「もの」ではなくて「こと」である。of itself（おのずから、ひとりでに）というありかたのことである。

日本での最古の用例としては、万葉集の巻第十三にある「山の辺の五十師《いし》の御井《みい》は自然《おのずから》成れる錦を張れる山かも」（三三三五）を挙げよう。この時代には、この「自然」という外来語は、まだ完全に日本語に同化しきっていなかったのだろう。そして、後の時代のように音読みで国語化される前に、いわば訓読みで、「おのずから」という古来の日本語を表記する文字として当てられたのだろう。いうまでもなく、これは副詞であって名詞ではない。そしてこの「非名詞性」は、ここでは老子の場合よりもいっそうはっきりしている。

次は、あまりにも有名な親鸞の「自然法爾《じねんほうに》」である。「自然《じねん》といふは、自《じ》はおのづからといふ、行者《ぎょうじゃ》のはからいにあらず、しからしむといふことばなり。然《ねん》といふは、しからしむといふことば、行者のはからいにあらずといふこと」（『末燈鈔』）。あるいは、「わがはからざるを自然《じねん》とまうすなり」（『歎異鈔』）とも書かれている。「自然」を「じねん」と呉音読みする伝統は、仏教と共にはぐくまれて来たものであって、現代でも年輩の人たちのあいだにはまだ日常語として残っている。そしてその場合、この語は「人為の加わらないままに、おのずからそうなっていること」の意味で「じねんの」「じねんに」「じねんと」といった形で主として用いられている。

ところで「自然」を「しぜん」と漢音読みにする発音は、現在広く行われている西洋語の「自然《ネイチユア》」の訳語としての用法は別として、中世には非常に独特の用法をもっていたようである。というのは、これが「万一、もしも、不慮のこと」を意味して、「自然《しぜん》の事もあらば」（もしも万一の事態が生じたならば）という用いられかたが、当時はしきりに行われていた。大野晋氏らの岩波古語辞典には、「世話に自然《じねん》と呉音に云へば自然天然の様に心得、自然《しぜん》と漢音に云へば若《もし》の様に心得るなり」（『見聞愚案記』）という文章が挙げられている。この用法について唐木順三氏は、「乱世において戦ふ者としての武士は、死するのがむしろ当然で、生きてゐることの方が反って例外、偶然といふことを自覚した」ためであり、「死の方がむしろおのづから然りとなった」ためであるという解釈を述べておられる（全集第九巻、二五〇頁、筑摩書房）。しかし、この用法は必ずしも軍記物だけに限って出て来るわけではなく、また「万一のこと」といっても、いつも不慮の戦死を意味したわけではなさそうである。私はむしろ、「人力で左右できない事態を表わして」この意味が生じたものと見る大野氏らの考えの方をとる。いずれにしても、これが「おのずから」としての自然のヴァリエイションであることは間違いない。

三

このように、日本語あるいは中国語における「自然」の語の元来の意味は、現今この言葉を当てて訳すことになっている西洋語の意味とは、かなり本質的なところで相違しているようである。

西洋語の「自然《ネイチユア》」は、どこまでも客体的・対象的なもの、内なる主体的自己に対して外部から対峙するものである。人為を排し、主観的恣意を超えているという点では、東洋語の「自然」と一致しているように思えるけれども、その超人為性も、結局は客観的・対象的に認識される合法則性・規則性としてとらえられていて、親鸞が「わがはからざるを自然とまうすなり」といったのとは、かなり趣きをことにしている。

古来の日本語が、こういった客観的・超越的な対象一般としての「自然《ネイチユア》」を表現する名詞を持っていなかったということ（大野晋『日本語の年輪』、新潮文庫）は、たいへん重要な意味を含んでいる。古代の日本人にとっては、「自然一般」という対象世界は存在しなかった。存在しないものに名前をつけられるはずがない。山や川や草木のそれぞれは、具体的個物として知覚や認識の対象となりえたし、労働、芸術、宗教などの実践的行為の対象ともなりえただろう。しかしそれらはあくまでも山として、川として、草木として人間の意識にのぼりえたのであって、それらを下位概念として包摂する上位概念としての「自然」、それらを組み込み、配列する枠組としての「自然」が、普遍的対象概念として形成されるには至らなかった。日本人は、「自然というもの」を客体的総称名詞として立てて花鳥山水をその中に一括するかわりに、自然のひとこまひとこまを、いわば自己の主観的情態性の面に反映させて「自然さ」という情感において、みずからの心でそれを感じとってきたのである。

日本語の「自然」は、「おのずから」という情態性を表している。それは主語として立てられうる名詞的実体ではなくて、どこまでも述語的に、自己の内面的な心の動きを捲き込んだあり方を示している。私たちは、人為的なはからいの及ばない、「おのずからそうであり」、「ひとりでにそうなる」事態に出会った場合に、そこに一種不安にも似た情感を抱く。この情感において、私たちの祖先は自然を「あはれ」と感じ、そこに無常を見て取っていた。

この不安の情態性がきわめて強調された形で言語化されたものが「万一のこと」、「不慮のこと」を意味する「自然」の用法であろう。「自然」が「不測の偶発事」を意味しうるというようなことは、西洋人の理解を全く超えたことである。ここで「自然のこと」といわれているような事態は、西洋人の眼から見ればきわめて不自然な、自然の摂理に反するような椿事である。それが死を指しているときには、それは明らかに「不自然死」である。ところが日本人にとっては、自然はつねに「もしも」という仮定法的な心の動きをうながすというところがある。西洋の自然が主として人間の心に安らぎを与え、緊張を解除するように働くものだとするならば、日本の自然は自己の一種の緊張感において成立しているといってもよいだろう。

この対比が鋭く現れているいまひとつの例として、西洋の庭園と日本の庭園との差異について触れておこう。西洋の庭園の代表的様式としては、フランス式庭園とイギリス式庭園がある。前者は左右対称の幾何学的図形を基本とする人工的装飾の趣きの強いものであるのに対して、後者はできるかぎり人工を排して自然の風景そのままの再現を旨としている。一方これに対して、日本の庭園では、狭い空間にいわば象徴的に天地山水を配する技法が重んじられ、その意味では人為の極致とも考えられるけれども、しかもその人為を人為として、技術を技術として感じさせず、自然の真意をそのままに表した庭が最高の庭とされている。イギリス式庭園が自然に対して写実的であるとするならば、日本の庭園は自然に対して表意的である。イギリス式庭園が本来の自然のコピーとして、不特定多数の人びとのために手軽な代用的自然を提供する「公園」であるのに対して、日本の庭は、そこに表意されている自然の真意を鋭敏に感じとる主体の側の感受性を期待して作られるものであって、したがって当然のことながら、鑑賞能力を有する少数の人だけのための私的・閉鎖的な芸術作品という性格を帯びる。
この庭園の例によってもわかるように、西洋の自然が誰にとっても一様に自然であり、人間一般に対しての外的実在であるのとちがって、日本の自然は、心の一種の緊張感においてそれを自然として感じとる個人を必要とし、人間一般の外にあるのではなくて一人一人の個人の心の内にある。というよりはむしろ、自己がその心の動きを、張りつめた集中性において、しかもそれでいながら一切の束縛を離れたありのままの自在性において感じとっているという事態、あるいはそのような事態を出現させる契機となっている事物、そういったものが日本人にとっては「自然」の語の意味内容となっているのである。

四

「自然」が「おのずからそうであること」を指すという場合、この意味はもっぱら「自」の文字の方に託されている。ところが、「自」は「おのずから」を意味するだけではなく、同時に「みずから」をも意味する。「おのずから」が、主体の営為が加わらないで、ものごとがひとりでに生成存在することであるのに対して、「みずから」は主体の側の自主的な能動的行為に関していわれることであるから、これは一見正反対の事態を一つの文字で表しているようにみえる。

古代から、日本人は「おのずから」と「みずから」との二つの言葉を持っていて、これを使いわけてきた。つまり私たちにとって、この二つの言葉がそれぞれ表記している二つの対象領域は、現象的には一応ことなったものであるはずである。ところが私たちの祖先は、古代中国から漢字を学んだときに、この二つの対象領域のいずれもが「自」という文字で表記できるものと考えた。ということは、「おのずから」と「みずから」とは、一応の現象的な区別はあっても、根本においては一つの事柄を指しているという、いわば現象学的な理解がそこにはたらいていたからに違いない。

あるいは、この語源的ないきさつは、これとは逆の考え方をしなければならないのかもしれない。「おの」(己)も「み」(身)も、「自分自身」のことである。「から」は、大野晋氏によると「国柄」「山柄」などの「柄」であり、国や山の「本来の性質を意味するとともに、それらの社会的な格をも意味する。〈やから〉〈はらから〉なども血筋のつながりを共有する社会的な一つの集りをいう。この血族・血筋の意から、自然のつながり、自然の成り行きの意に発展し、そこから、原因・理由を表わし、動作の出発点・経由地、動作の直接つづく意、手段の意を表わすに至ったものと思われる」(岩波古語辞典)。したがって、「おのずから」も「みずから」も、もとは「自分自身に起源を有する本性」を指す言葉であって、同一の漢字「自」で訳出することのできるものなのである。注目すべき点はむしろ、ある自己発生的な事態が生じている場合に、その動きをより客体側へ押しやって眺めると「おのずから」と言われ、より主体側へ引き寄せて感じると「みずから」と言われる、この表現の分離が行われえたということのほうにあるのかもしれない。

ところで、「おのずから」も「みずから」も共に「自」で表記されるという場合、私たちは送りがなという珍妙な習慣のせいで、この「自」の文字が本来「おの」や「み」の意味、つまり「自分自身」の意味を表しているものと頭から信じきっている。しかし、そこに一つの盲点がある。手もとのどんな漢和辞典を引いてみてもわかることだが、「自」は「自分自身」を意味するよりも以前に、もともとは「発端」、「起源」、「基き出でたる根源」を意味したのであって、その本来の訓は「より・から」である。そして、この「自」本来の用法は、現在の日本語でも「自何時・至何時」というような形で残っている。

つまり「おのずから」や「みずから」が「自」で表記されえたのは「自分自身」という意味に着目してのことであったよりはむしろ、語尾の「から」に合意される自然発生的起源に着目してのことではなかったかとも考えられるのである。かりにそれが過剰解釈だとしても、すくなくともこの自然発生的起源の意味は、「おのずから」「みずから」としての「自」を理解する上できわめて重要な指針となる。

これらの日本語のもつ非常に独特の含蓄をより明確に理解するために、西洋語における「おのずから」や「みずから」の用法にも当っておこう。英語では of itself と by myself ということになるのだが、ここではもっと単純な形をとるドイツ語について見てみよう。ドイツ語の「おのずから」は von selbst であり、「みずから」は selbst である（vonは英語の of と同様、「から」の意味である）。つまり形の上だけから見ると、西洋人も日本人と同様に、「おのずから」と「みずから」とを共通の一つの文字 selbst で表記していることになる。selbst を、それがふつうに意味している「自」で置きかえてやると、両者の間には驚くべき一致が見出せる。

しかし、この一致はあくまでも形の上だけの、表面的な一致にすぎない。ドイツ語のゼルプストにも英語のセルフにも、「自」が有しているような「発生・根源」といった意味は全く含まれていないからである。ゼルプストもセルフも、「自己」を表すと同時に「同一」をも表す言葉であるということは、この際注目しておいてよいことだろう。

日本人の自己《みずから》が、なんらかの自己発生的事態の主体側での動きについて言われることであるのに対して、西洋人の自己《ゼルプスト》はその恒常的同一性に着目して述べられる言葉なのである。「おのずから」の場合でも、西洋人は客観的事物がそれ固有の恒常的同一性を保った上でなんらかの自動運動を示した場合に、それを「おのずから《フォン・ゼルプスト》」と言い表しているのである。主体は主体のロゴスに従い、客体は客体のロゴスに従って、それぞれその同一性を保持しながら相応して行くというのが、西洋のゼルプストとフォン・ゼルプストとの対応なのであって、これは本来同一の自己発生的事態を、こちら側の動きとして感じるか向う側の動きとして感じるかによって言い分けられる「みずから」と「おのずから」との対応とは、根本的には全くことなった構造をもっている。

五

「自然」とは、このようにして、いわば「自そのまま」の意味であり、自が自としてのあるがままの姿にある、自が自としてそれ自身を示しているという意味である。そしてこの「自」とはなにかというと、それは「主体」から見て向う側に仮託していえば「おのずから」になり、こちら側に引き受けていえば「みずから」になるような——ということはそれ自体は強いていうならば「向う側」と「こちら側」とがまだ分離していない両者の「あいだ」に生じているような、なにか或る根源からの純粋に自然発生的な湧出とでもいうべきものである。純粋に自然発生的な湧出であるから、それはもちろん客体も必要としないし、主体も必要としない。ただ、それが「向う側」へ仮託されたり「こちら側」へ引き受けられたりするためには、この分化差別を自覚する意識のようなものが必要となってくる。この意識というのは、さしあたって私たち人間の意識のことと考えておいてよいだろう。意識という用語がすでに或る種の先入見を招くようならば、経験といってもよい。経験するという行為があって、そこではじめて「自」が「客体」の側と「主体」の側とに分離し、そこではじめて、この「自」がもともと「主体」と「客体」との「あいだ」にあったものなのだということが気づかれる、という仕組みになっている。さきに日本の庭園を例にとって、日本の自然が自然として成就するためには自然の真意を感じとる主体の心が必要だというようなことを書いたのは、正確にいうと今述べたような意味においてであった。

「自」に含まれるこの両方向性は、もちろん「自然」の語の中にもそのまま持ち込まれているわけであるけれども、この言葉の実際の歴史においては「自然」がもっぱら「おのずから」の側の意味に用いられてきたことは、これまで述べてきた通りである。そしてもう一方の「みずから」の側の意味が、むしろ「自己」という語によって表記されてきたことも、いうまでもない。ということはつまり、書字文化発生以前から日本人の心の中を連綿と流れ続けている精神史の構造の中では、「自然」と「自己」とは元来同一の事態の両側面として理解されているということである。このような自然の理解と、西洋文明の伝統的な自然《ネイチユア》の理解とのあいだには、比較を絶した差異がある。西洋の自然《ネイチユア》が人間の主観を含まない客観的対象として、意識に対して外部から出会ってくるものであるのに対して、私たちのいう自然とは、私たち自身の自己のいわば分身として、自然と自己との共通の根源である自発性が意識の自覚作用によって自己から差別されたものである。

このような自然観、自己観は、たとえば西田哲学の出発点である『善の研究』においては、次のように表現されている。「実在は唯一つあるのみであって、其見方の異なるに由りて種々の形を呈するのである。自然といへば全然我々の主観より独立した客観的実在であると考へられて居る。併し厳密に言へば、斯の如き自然は抽象的概念であって決して真の実在ではない。自然の本体はやはり主客の分れざる直接経験の事実であるのである。」「真に具体的実在としての自然は、全く統一作用なくして成立するものではない。自然もやはり一種の自己を具へて居るのである。一本の植物、一匹の動物もその発現する種々の形態変化及運動は、単に無意義なる物質の結合及機械的運動ではなく、一々其全体と離すべからざる関係をもって居るので、つまり一の統一的自己の発現と看做すべきものである。」「然らば自然の背後に潜める統一的自己とは如何なる者であるか。我々は自然現象をば我々の主観と関係なき純客観的現象であると考へて居るが故に、この自然の統一力も我々の全く知り得べからざる不可知的或者と考へられて居る。併し已に論じた様に、真実在は主観客観の分離しないものである。実際の自然は単に客観的一方といふ如き抽象的概念ではなく、主客を具したる意識の具体的事実である。従ってその統一的自己は我々の意識と何等の関係のない不可知的或者ではなく、実に我々の意識の統一作用その者である。」「之を要するに我々の主観的統一と自然の客観的統一力とはもと同一である。之を客観的に見れば自然の統一力となり、之を主観的に見れば自己の知情意の統一となるのである。」

ここでは「自然」はまだどこか自然《ネイチユア》と等置されうるような名詞的実在者として取り扱われているし、したがって「自然の統一力」といわれているものも、西洋の伝統的思考法における自然法則を見直したものという感じが強い。しかし、それはあくまで文章表現上の問題にすぎないのであって、西田幾多郎の直観に映じていた自然の実相は、やはり「自然さ」の具現としての日本的・東洋的自然だったに相違ないと私は考える。そのように考えるなら、ここでいわれている「統一的自己」とは、けっして擬人法的に述べられた自然《ネイチユア》の自己形成作用のことではなくて、私たちの考えている

「自」の自然発生的湧出そのものを指しているものと解することができる。

西田幾多郎が、彼自身の経験における日本的自然の「自」性に対して、このように一種西洋的な表現を与えたことの背後には、もちろん、当時彼に強い影響を与えていたフィヒテやシェリングの哲学が、ことにシェリングの自然哲学の考えが潜んでいたのであろう。「自然とは生成する自我である」というのがシェリングの根本命題であった。そして、「単なる産物としての所産的自然（natura naturata）をわれわれは客観としての自然と呼ぼう。これに対して生産力としての能産的自然（natura naturans）をわれわれは主観としての自然と呼ぼう」という彼の思想の背後には、ジョルダーノ・ブルーノやスピノーザの「神即自然」としての「能産的自然」の考えがある。

「能産的《ナトゥーラ・ナトゥーランス》自然のもとに私たちの理解しなければならぬのは、それ自身のうちに在りそしてそれ自身によって考えられるところのもの、換言すれば、永遠にして無限なる本質を表現する諸属性、すなわち自由なる原因と見なされるばあいの神であり、これに反して所産的《ナトゥーラ・ナトゥーラータ》自然とは、神的本性の必然性から、あるいは、神の或る属性の有する必然性から、生ずるもの一切のこと……である」（スピノーザ『エティカ』、定理二九、備考。高桑純夫訳、世界大思想全集、河出書房）。

「産み出された自然」ならざる「産み出す自然」の中に「内性的原因」あるいは「自

己原因」としての神そのものを見る、というこのスピノーザの自然観は、抽象的な「精神」の生成の「痕跡」として自然を見るというシェリングのそれよりも、より私たち日本人の自然観に近いといえるかもしれない。「産み出す自然」とは、「おのずから自己自身を産み出す働き」にほかならないのであるから。ただ、このような能産的自然の思想は、自然の中に神を見、自然の中に自己を見ることはできても、逆に自己の中に自然を見たり、いわんや自己と自然とをともに一つの「統一力」の両側面と見たりする考えには到達しなかった。これは、さきにも述べたように「自己」を「みずから」という発生的な働きにおいてではなく、むしろ恒常的自己同一性の面でとらえようとする西洋人の精神構造に対応することなのであろう。

六

以上、私たちは日本語における自然の概念と自己の概念とのあいだの不可分の関係を、主として言葉の問題としてたどってきた。しかし、私がこの二つの言葉に着目したのは、けっして単なる語源学的ないし比較言語学的な興味からではなくて、冒頭にも述べたように、純粋に臨床精神病理学的な関心からであった。

私たちが狂気と呼んでいる事態の中で全く中心的な存在である精神分裂病について

は、その原因に関しても、それが人間のどこをどのように侵すものであるかという点に関しても、一義的な理解はまだ全く得られていない。経験的にいえることはただ、それがほとんどの場合に思春期以後に始まるということ、それが一時的な精神異常ではなくて、すくなくとも一生の大部分に重大な影響を及ぼす慢性進行性の経過をとるということ、その重篤な症状にもかかわらず、これを説明するだけの身体的病変が全く認められないこと、先天的な素質を無視することはできないにしても、出生後の生活環境、ことに周囲の人との対人関係が発症の大きな契機と考えられることなどである。

このような分裂病性の狂気において、なによりもまず私たちの心に衝撃を与えるのは、患者の表情や態度から受ける全く独特の不自然さの感じであり、また患者自身、自分と世界との関係に対してそれまでのような自然な親近感を感じられなくなり、ぎこちなくよそよそしい、なじめない感じを抱くようになるということは、はじめに書いた通りである。患者が私たちに与える不自然さの印象は、以前から「分裂病感《シツオフレニーゲフユール》」とか「プレコックス感《ゲフユール》」とかの名で呼ばれていた現象であり、ビンスヴァンガー、リュムケ、ミュラー＝ズーアなどによって分裂病診断にとっての極めて重要な標識として論じられてもいる。また、患者自身が自己の経験に対して抱く不自然さの印象は、ブランケンブルクによって「自然な自明性の喪失」として取り出され、精緻な現象学的分析を加えられている。ブランケンブルクは、この「世界に対するなじめなさ」こそ、分裂病そのものの根底にある基本的障碍としての「分裂病性疎外」であると考えているのである。

ただ、これらの西洋の精神病理学者が「自然さ」あるいはその喪失を問題にする場合、現象としては私たちと同じものを同じ仕方で感じとっているのではあろうけれども、それの本質をどう見るかという点では、なにか不徹底な感じをまぬがれない。彼らのいう「自然さ」は要するに「自然らしさ」のことなのであって、そこにはどうしても自己と対峙する対象界としての自然《ネイチユア》のイメージが重なってくる。西洋人の平均的な感性にとって、自然とはなによりもまず親しいもの、安らぎを与えてくれるもの、調和のとれたもの、そして合理的なものである。だから分裂病者の不自然さも、彼らにとってはひたすら、異和感、疎隔感、不調和感、非合理感として感じとられるものであるらしい。

そのような西洋的「自然さ」は自己に対してはあくまでも外的なものであり、むしろかえって自己の自己主張を否定することにおいて成立するようなものである。したがって、ここからは分裂病者において特異的に問題となるような「自己の自己性」といわれるものとの直接的、内面的なつながりが出てこない。たとえばブランケンブルクなども、「自然な自明性が増大すればそれだけ自己の自主性も確立する」という患者自身の言葉を説明するのに、自然さと自己性との間の「弁証法的相補関係」というような解釈を持ち出している。彼によると、自己性とは自然さに根差しながらしかも自然さを抜け出していることである。自然さが破れなければ自己性はありえず、しかも自然さの破れは自己性の基盤の破れを意味する、と彼はいう。

しかし、私たちが見て来たところによると、自然さと自己性との間にはけっしてそのように持ってまわった「弁証法的相補関係」のようなものは介在しない。自然さすなわち「おのずからあるがまま」ということと、自己性すなわち「みずから」ということとは、端的に同じ一つの自発性への関与の両側面である。分裂病者において自己の自己性が疑問に付されるということは、モナド的、独在論的にとらえられた「自我」の障碍と解すべきものではない。それは、患者が、自己と世界との間にはたらいている統一的な自発性の湧出に関与できなくなっているという——或いはこの関与をみずからの相において経験できなくなっているという事態以外のなにものでもない。E・ミンコフスキーが「現実との生命的接触の喪失」をもって分裂病の基本障碍とみなしたのは、まさしくこの意味においてであったろうと私は考えている。

また、分裂病者における自然さの喪失は、単なる親和感の不在のみで片づけられてよいものではない。それは、私たちがふつうに「現実」の名で呼んでいる「生命的活動性」のごときあるものを、直接的・無媒介的に自己の存在の根底として取り込むことができなくなっている、という事態の一様態にほかならない。つまりそれは、「おのずから」湧き出ている根源的自発性のごときものに生命的に関与して、これを「みずから」の存在の根拠として感じとることができないという事態なのである。

　このように考えてはじめて、分裂病者のもっとも顕著な特徴である不自然さの印象や、分裂病者自身の体験する自然な自明性の喪失感を「自己の自己性の不成立」という基礎的事態の直接的な現れとして理解することができるようになるだろう。「自然な自明性が増大すればそれだけ自己の自主性も確立する」というブランケンブルクの患者の言葉は、それ自体、事実そのままを言い表しているのであって、これにわざわざ弁証法的相補性というような解釈を加えるのは、余分なことなのである。

　私たちのこのような見方からは、分裂病というものが或る個人の内部に生じている病的変化のごときものではなくて、その人と世界とのあいだにかかわる出来事であるという、私自身の以前からの考え方に関して、また古来日本人がこの出来事を「狂気」あるいは「気の違い」として言い表してきたということに示されている「気」なるものの理解に関して、なお多くの重要な考察が可能となってくるだろう。しかし、これらの点については私自身これまでたびたび論じてきたことでもあるし、ここではこれ以上立ち入ることは差し控えておきたい。

ただ、ここでこれらの諸概念相互間の意味連関について結論だけを述べておくならば、根源的自発性としての「自」のはたらきが、そのまま宇宙にみなぎる精気として知覚され、また個々の人間がこのはたらきに関与している相が気分の相において意識されているものが「気」なのであり、また、この「自」の統一性が「みずから」と「おのずから」とに分化して経験される場合、この差異を差異として成立せしめている場所が人と人との「あいだ」、人と世界との「あいだ」であるといってよいのではないかと思う。要するに、自然、自己、気、あいだなどとさまざまに呼ばれているものも、そのもとをたどれば一つの根源的な現実性に帰着するということなのであろう。

最後にいまひとこと付け加えるならば、このような根源的現実性としての自然、生命的活動性としての自然とは、それ自体は日常的・常識的な意味における「自然さ」と「不自然さ」との区別を超えたもの、それが原的な基準となってそこからはじめてこの区別が可能になってくるようなものであろう。

つまりこの基本的な自然への通路が失われるならば、ふつうの意味での「自然さ」

が失われるだけではなく、それに伴って「不自然さ」もまた「不自然さ」としての意味を持ちえなくなる。分裂病者の不自然さが、常識的正常人の追体験や模倣を超えたものであることは、現実の病者と映画などにおける精神病の演技との差を見れば歴然としている。分裂病者における「自然さの喪失」は、同時にそのまま「不自然さの喪失」でもある。これは、彼らにおける「自己の不成立」が同時にそのまま「他者の不成立」につながっているのと同じ事態なのであろう。その意味でも、分裂病は自然と不自然のあいだ、自己と他者のあいだの病態なのである。

精神医学がこの「あいだ」を客観化不可能で非実体的なものであるという理由から無視して、自然科学の一分野にとどまっているかぎり、分裂病の成立の場としての自然は、永久に到達不可能な虚空間であり続けることだろう。

自己とは何か

一

あらためてデカルトなどを引き合いに出すまでもなく、私たちの健全な悟性は、「私がある」ということをいっさいの懐疑を許さない自明の理とみなしている。ところが、それの存在に関しては疑問の余地のないものとみなされている、この「私」の正体は何なのか――またこの「私」の自己同一的な（「私は私である」という形での）まとまりを指していることばらしい「自己」とは、あるいは「自分」とはいったい何なのか、こういった問いはどうやら私たちの健全な悟性を困惑させるだけのもののように思われる。

たしかに、「私」とか「自己」とか呼ばれるものをどう理解するかに関する概念規定や、さまざまな心の働きに際して「私」や「自己」の果す機能などについては、以前から多くの哲学的あるいは心理学的な学説が述べられてきた。しかし、それらはいずれも、現にいまここに生き、いまここでものを考えている私自身とはさしあたり無関係な、いわば私にとってはだれでもない抽象的な第三者についての、三人称でしか表現できないような「私」や「自己」についての学説であるにすぎない。当然のことながら、真の「私」とは一人称でしか語れないものであるはずである。あるいは——この小論では十分に立ち入れない「私と汝」の出会いの場面においては——「私」が二人称的に問題になることはあるかもしれない。しかしすくなくとも、三人称で語られるような「私」あるいは「自己」は、私たちの当面の問題にとっては無縁なものである。

つまり、私がこの小論で試みたいのは、だれにでもひとしく妥当するような「私」や「自己」の概念規定や記述ではなくて、私自身がふだん疑いがたい実感として感じとっている「私」、「自己」、「自分」などの正体を、私自身の生きかたの中で探ってみようということなのである。

さて、「私がある」ということについてのデカルト以来の素朴な信仰に対して、おそらく最もラディカルな形で疑義を提出するのは、精神医学が「離人症」と呼んでいる特異な事態であろう。

「離人症」（デペルゾナリザシオン）は一つの神経症症状である。あまり頻度の多いものではないけれども、いったんこの症状にかかったときには、数年あるいは数十年間にわたってそこから脱け出すことができない。また、この症状は精神分裂病や躁鬱病などの部分症状としても、癲癇の発作症状としても出現することがあるし、健康人でも疲労その他の原因で一時的にこの症状を経験することがある。つまりこの症状は、脳の器質性障碍や心的機能の全面的な異常の結果として生じるものではなく、人間ならばだれもが示しうる症状なのである。このことと関連して、離人症症状がなんらかの知覚障碍、感覚障碍、あるいは思考や判断の障碍に基いて生じるのではないかという考えかたを裏づけるような証拠は、これまでなにひとつ見出されていない。患者は、特有の離人症体験を有する点を除いては、他の精神機能に関しては完全に健全であるのがふつうである。

離人症の主体をなすのは、なんといっても「私がない」という体験だろう。患者はたとえば、「自分がなくなってしまった」、「自分ということが実感として感じられない」、「なにをやっても、自分がそれをしているという実感がともなわない」などという。そして、多くの患者において、この自己喪失感は他のさまざまの特徴的な体験をともなっている。それはたとえば、「嬉しくも悲しくもない。いっさいの感情がなくなってしまった。子供を見てもかわいいと思わないし、景色を見ても美しいと思わない」などという感情の喪失感であったり、「自分のからだではないみたい。だれか別の人のからだを借りて歩いているみたい」という身体の自己所属感の喪失であったり、「いろいろなものはちゃんと見えているのに、それが実際にそこにあるという実感がない。現実感ということがピンとこない」などという外界の非実在感、非現実感であったり、「時間や空間がなくなってしまった感じ。なにもかもシーンと止まってしまって、奥行きも高さもなくなって、すごく平板になってしまったみたい」などという時間・空間の喪失感であったりする。そのほか、特徴的な体験としてときどき聞かれるものとしては、「小説を読んでも、テレビを見ても、ひとつひとつの場面のことは全部わかるのに、全体の筋がちっともわからない」とか、「音楽を聞いていて、音と音とのあいだがちっともつながらない」とか、「とっさの行動ができない。勘がはたらかなくなってしまった」とかいったものがある。

ここに見られるように、離人症体験は単に「われ思う故にわれあり」に対する異議申し立てであるだけにはとどまらない。それは同時に、私たちの常識が日常自明のこととして疑おうとしない現実の世界のありかたの全体に対する——そして同時に、私たちがこの現実の世界にかかわるかかわりかたに対する——決定的な異議申し立てでもある。

離人症体験は、たしかにそれほど頻繁に見られるものではない。ことに、右にあげた各種の体験を完備した典型的な離人症は、精神医学の中でもかなり稀なケースだといわなくてはならない。そして、私たちの大多数にとっては、このような体験を想像してみるだけでも難しいことだろう。その意味では、離人症はたしかに大変に異常な体験である。しかし、いまも書いたように、離人症の患者はけっして全面的に理性を失ってしまっているわけではない。むしろ、彼らはこのような大変な異常感を体験しながらも、たいていはごくふつうの社会生活をいとなんでいる。彼らの不思議な体験を聞かなかったら、彼らがこれほどまでに私たちと違った感じ方をしているということは、外からは絶対にわからない。

したがって、いかに少数の特殊例であるとはいえ、このような感じ方が人間にとってそもそも可能であるということは、きわめて重大なことといわなくてはならない。つまりそれは、「私がある」ということが私たちのすべてにとって絶対的に確実な普遍妥当性を要求しえないことを、そして現実の世界や時間・空間の実在がそれの知覚可能性のみからは確認しえないものであることを、はっきりと物語っている。またそれは私たちに向かって、私たちが日常自明のこととして不問に付している「私」や「自己」の存在についての素朴な実感が、いったいどのようにして可能となっているのかを、いま一度考えなおしてみる機会を与えてくれるものでもある。

二

離人症の患者が「自分がなくなった」と言う場合、それはどのような意味での「自分」について言っているのであろうか。患者に向かって、「そうやって自分がないと感じているのは、やはりあなたの自分ではないのだろうか」と反論することはもちろん可能だし、患者もたいていはその反論を受け入れる。しかし、だからといって「自分がない」という患者の実感が変化することはありえない。

私たちはふつう、ある人の言動がまったくの支離滅裂に陥ってしまわないで、すくなくとも形式的な統一性を保っている場合には、その人の「内部」に人格のようなものを仮定して、その人格の主体を「自我」ないし「自己」と呼ぶことにしている。このような意味での「自我」が離人症の患者にも備わっていることは明らかである。つまり、患者が失ったと言っている「自分」とは、第三者から見て、あるいは患者自身が自己を対象化して眺めて、そこに客観的に——三人称的に——存在するものと想定されうるような「自我」や「自己」のことではない。あるいは、それは患者の内部のどこかに「自己というもの」として存在しているかのようななにものかのことではない。

そもそも、「自己というもの」として言い表わされうるなにものかが「ある」とか「ない」とかいうことは、ある人について、外部から第三者の眼で見たときにのみ言いうることである。離人症の患者でなくとも、私たちはだれひとりとして、自己の内部に「これが自己だ」といえるようなものを見出すことができない。元来見出せないものを、神経症にかかったからといって見失うことはありえないだろう。患者が「失った」と感じている「自分」とは彼がすくなくとも病前には私たちと同様、はっきり見出していたなにかであるに違いない。

「私がある」という実感として私たちがふだん「見出している」自己とは、それならばいったいどのような自己なのであろうか。このことを考えるうえで、さきほど挙げた離人症患者のいろいろなことばがかなり参考になる。患者は「自分ということが実感として感じられない」、「なにをやっても、自分がそれをしているという実感がともなわない」、「自分のからだではないみたい」などという言いかたをする。つまりそれは、「自分が」、「自分で」、「自分の」、「自分に」などというように、助詞をつけることによって「みずから」という副詞的な意味を与えられた「自分」であることが非常に多い。「自分というもの」という言いかたにおいては、この「自分」を「みずから」で置き換えることは困難である。それは、ここではこの「自分」が完全に名詞的に用いられているからだろう。

これに反して、「自分が」、「自分で」、「自分の」、「自分に」などのことばは、すべてそのまま「みずから」を用いても言い替えることができる。つまり、ここでは「自分」は名詞として用いられているのではない。そして、面白いことには、この「自分」と「みずから」との交換は、「自分というもの」と形の上では対称的な「自分ということ」についてならば、完全に可能なのである。

離人症の患者は「自分ということ」が実感として感じられないという。これは、今も言ったように、「みずからということ」が感じられないと言っても意味は変らない。離人症患者が自己を失う前に持っていた自己、つまり私たちのだれもがふだん実感として感じとっている自己とは、要するに名詞的な「自己というもの」、「自分というもの」ではなく、副詞的なありかたとしての「自分ということ」、「みずからということ」であるといって間違いないだろう。

三

一般に「……というもの」という言いかたがなされる場合、それは「机というもの」、「石というもの」のように感官知覚の対象となりうる具体的な物体だけにはかぎらないで、たとえば「美というもの」、「悪魔というもの」のように、抽象的あるいは非実在的な表象の対象をも含んでいる。しかしいずれにしても、そこに言われているものが名詞的、主語的な実体として考えられていることには違いはない。

これに対して、「……ということ」という言いかたにおいては、この「……」は本質的に名詞的、主語的なありかたをとらない。それはたとえば、「机があるということ」であったり、「花が美しいということ」であったりもするし、「死ということ」、「存在ということ」のように、一見名詞形のことばについて言われる場合もある。この場合にも、同じ「死」とか「存在」とかのことばは使われていても、そこで意味されている事柄は「死というもの」、「存在というもの」という言いかたの場合とは全く違っている。「もの」としての死や存在があくまで名詞であって、その限りにおいて客観的対象的にとらえられているのに対して、「こと」としての死や存在は、むしろ「死ぬということ」、「存在するということ」として、より行為的・述語的なありかたを示している。

私たちは、「死というもの」を怖れることはないけれども、自分が「死ぬということ」はこの上なく恐しいことである。また私たちは「存在というもの」に対しては無関心でいられるけれども、「存在するということ」は私たちにとって重大問題である。「美というもの」は実践を離れた美学的考察の対象となりうるにすぎないけれども、「花が美しいということ」は私たちを家からさそい出して一日の遊山という行動を起こさせる。

このようにして、「もの」が私にとって中立的・無差別的な客観的対象であるのに対して、「こと」は私たちのそれに対する実践的関与をうながすはたらきをもっている。ものとしての机は一個の物体にすぎないが、机があったりなかったりするということは、私の実存にとって便利であったり不便であったりするという意味をもつ。石そのものは私の生活とはなんのかかわりももたないけれども、それがたとえばテニスコートに落ちているということは、私にそれを取り除くという動作をうながすし、それの形が面白いということは、拾って来て机の上に置こうという気持を起こさせる。つまり、「……ということ」という言いかたの中には、私自身の世界に対するかかわりかたが、あるいは私の生きかたが含まれている。いいかえれば、「……ということ」

は「私があるということ」と表裏一体の事態としてのみ成立する。そしてこの場合、この「私がある」は、世界をみずからの関心領域としてそのつど開いている能動的・実践的な意志の実現という意味をもっている。

　私の眼の前に一本の花がある。「もの」としての私と「もの」としての花とのあいだには、物理的近接関係以上の関係はない。そしてそのかぎりにおいては、実はその花は私にとって、まだ「花というもの」としても現れてきていない、一個の無意味な物体にすぎない。私がその花を見る。あるいはそれを美しいと思う。そこに、花があるということが、花が美しいということが、そして、私が花を見ているということが開ける。そしてそれは同時に、花を見ているという状態において私があるということが開示されることでもある。しかもこの場合には、花を見ているということの外には私があるということは成立しえない。私があるということと、私が花を見ているということと、そして花があるということとは、いずれも端的に同一のことの三つの側面をなしている。一つのことが、生きいきとした現実としていまここに——つまり、いわば私と花とのあいだに——生起していて、この現実の躍動を向う側へ託《あず》けて言うと「花がある」ということになり、こちら側へ引き受けて言うと「私がある」ということになる、そういった構造になっている。

この同じ構造は、離人症患者が自己の非実在感と同時に外界の事物や時間・空間の非実在感を体験しているということの中にも、そのまま見てとることができる。「いろいろなものはちゃんと見えているのに、それが実際にそこにあるという実感がない」ということばが語っていることは、外界の事物の物理的存在は完全に知覚できているのに、それがあるということが成立していないということである。つまり、そこには物理的・生理的な意味での「知覚」は成立していても、「私がものを見ている」ということは実現されていない。したがってそこでは、「私がある」ということも実現されず、十全な意味で「ものがある」ということも実現されていないことになる。

私が花を見ているということにおいて、私があるということと、花があるということの両者がはじめて実現される。私があるということと花があるということは、どちらが先でどちらが後というようなことではない。西田幾多郎が、「世界が自覚する時、我々の自己が自覚する。我々の自己が自覚する時、世界が自覚する」（『論文集第五』二五九頁）というのは、まさにこのことである。そしてこの世界の自覚と自己の自覚の両者を同時に成立させている場所が、西田によって「事実」と呼ばれた局面、すなわちここでは「私が花を見ている」ということなのである。

このことにおいて、私は「私がある」という実感として自己を自覚し、花は「花がある」という実感として、十全な意味で「花というもの」として実現される。花が単なる物理的存在から脱して「花というもの」になるためには、ことがこととして働いていなくてはならない。つまり、「『こと』は、『もの』を『もの』たらしめる基礎である」(和辻哲郎『続日本精神史研究』四一九頁)。

離人症において時間や空間が失われてしまうのは、時間や空間が物理的、物体的な実体性をもたず、純粋に「こと」としてのありかたを本質としているからだろう。「時間というもの」、「空間というもの」は、感覚的素材をもっていない。時間や空間は、それが私にとってあるということのみに純粋に依拠している。離人症において「こと」が「こと」として働かなくなっている場合には、時間や空間が跡形もなく消失したとしてもなんの不思議もないだろう。

四

「私がある」ということは、私と「もの」との実践的なかかわりの場所において、「ものがある」ということと同時発生的に実現される事態である。離人症において「私がある」と「ものがある」との両方が同時に失われるのは、私と「もの」との実践的なかかわりが、なんらかの理由で成立しなくなっているからに違いない。私たちが次に問わなくてはならないのは、私たちにとってこの「実践的なかかわり」がどのようにして保たれているのかということである。

視覚、聴覚、触覚、味覚、嗅覚のいわゆる五官によって、私たちは外界の事物の物理的かつ生理的な知覚をいとなんでいる。私たちはまた、表象とよばれる作用によって意識内界の対象を認知している。これらの感覚や表象は、物質的もしくは観念的な対象が私たちに認知されるための素材を提供してくれる。しかしそれだけではまだ、それらが私たちにとって十全な「もの」としてあるという「こと」にはならない。ものがものとしてあるという「こと」が実現するためには、これらの素材を私たちと世界との現実的なかかわりの中へ取り込んでこれに肉付きを与える綜合的な作用が必要である。「こと」が私たちにとって開かれるために私たちに備わっていなくてはならないこの綜合作用は、これまで自然科学者によっては真剣に問題にされてこなかった。

しかし古来の哲学者の中には、この作用に大きな関心を寄せている人もすくなくない。たとえば、カントの「超越的統覚」や「図式」の概念、フッサールの「構成」の概念なども、この作用への着目から生まれた概念だろう。ここでは、この作用を一種の高次の感覚としてとらえたアリストテレスの「共通感覚」(sensus communis)について、すこしばかり考えてみたい。

アリストテレス（『デ・アニマ』Ⅲ、四二五a）によると、共通感覚とは、視・聴・触・味・嗅の五つの個別感覚のすべてに共有されていて、これらの個別感覚を統一する、より高次の感覚である。この共通感覚によって、人間はことなった個別感覚領域にある感覚印象、たとえば「白い」ということと「甘い」ということを相互に関係づけ、比較することができる。また共通感覚は、運動、静止、大きさ、数のような、すべての個別感覚によって共通に感覚されるものについての統一的な感覚だともいわれている。

これを私たちの問題連関にひきよせて解説すると、次のようなことになるだろう。個別感覚的な所与としての白い色と甘い味との間には、なんらの直接的な関係もない。白と黒、甘いと苦いという組合わせならば、相互に較べてみることができるけれども、白いと甘いの比較というようなことは、一見不可能に思われる。しかし、私が「白い」ということを感じるのは、単に視覚印象としての白色を与えられたときだけにはかぎらない。それはたとえば純粋無垢なものの印象であるかもしれないし、「あの人は白だ」というように無実・無罪の意味においてであるかもしれない。「しらけた雰囲気」というのも「しらをきる」というのも、「白い」と関係があるだろう。あるいは私たちは、芭蕉の名句「石山の石より白し秋の風」を思い浮かべることもできる。これらはすべて、私が世界との直接的・実践的なかかわりの中で作り上げる実感としての「白いということ」である。物理的・生理的な過程としての「白」の視覚は、単にそれの一特殊例にすぎない。私と世界のあいだに「白い」という仕方でのかかわりがあらかじめ持たれていなければ、何も書かれていない紙を見たときにも、そこから「白い」という実感は生まれてこない。

「甘い」ということについても同じことがいえる。私は砂糖をなめたときだけに甘いというのではない。ここちよい音楽のメロディーも「甘い」し、母親が赤ん坊をあやしている姿も「甘い」。厳しさの欠けた未熟な考えかたも「甘い」し、ぼろもうけの話も「甘い」。このようにして、「甘いということ」もやはり、私が世界に対して取る一定の実践的なかかわりかたの標識である。砂糖をなめたときの味覚は、それが一般に「甘い」といわれる対世界関係に属しているかぎりでのみ、「甘い」といわれうるのである。

このようにしてみると、「白い」の本質はけっして視覚領域だけの感覚印象ではなく、「甘い」の本質は単に味覚領域の感覚印象ではない。「白い」と「甘い」とは、そういうこととして、ともに私がそのときどきに私の前に開かれている世界を受け取る受け取りかたなのであり、同時に、私がその世界に対してどのような態度をとるかという姿勢の問題なのである。そうだとすれば、この両者を同列に並べて、これを相互に関係づけたり比較したりすることも当然可能だということになってくる。

運動・静止・大きさ・数などの感覚としての共通感覚についても、同じように考えることができるだろう。これらはすべて、一応は個々の個別感覚を通じて知覚されるものではあっても、実際に個別感覚のチャンネルを通って入ってくる情報は、観察の経過における物体の位置の移動の有無であったり、感覚量の寡多であったり、対象の反復であったりするにすぎない。それだけの情報から、ものが動いている、止まっている、大きい、小さい、多い、少ないなどということについての実感は出てこない。そういった実感は、私という一個の生命体が全体としてある事態に遭遇したときに――それがどのような個別感覚を通じて知覚されるかにはかかわらず――私にその事態に対するなんらかの能動的な態度をとらせるという働きをもっている。

アリストテレスが「共通感覚」と呼んだのは、このように考えると、「……ということ」についての感覚のことだといえる。個々の個別感覚が、主語的・名詞的な「もの」についての感覚であるのに対して、共通感覚は「もの」を「もの」たらしめている基礎的な場所としての「こと」についての感覚であり、いいかえれば、私が「私があるということ」の諸様態として、さまざまな仕方でそれらの「もの」に対して態度をとるという「こと」、一般的には私と世界とが実践的に出会っているという「こと」についての感覚だということができる。「ものがある」ということ、「ものがいかなるありかたにあるか」ということ、「私があるということ」、「私がいかなるありかたにあるか」ということ、こういったことが私にとって実感として感じとられるのは、ほかならぬこの共通感覚の働きによってなのである。

五

以上のことから、離人症といわれる神経症症状の基礎障碍が共通感覚の機能喪失として理解されうるものであることは、改めて言うまでもないことだろう。精神医学は、従来から離人症についての数多くの理論を産み出してきた。しかしそのいずれをとっても、離人症を構成している多彩な体験のすべてを、一義的に説明することはできなかった。私は、離人症を共通感覚の障碍と考えることによってのみ、そして、これまでは単なる形而上学的思弁の産物としかみなされてこなかった共通感覚を、私たちにとって不可欠の生物学的実在とみなすことによってのみ、この症状の真の理解に到達することができるのではないかと考えている。

たとえば、離人症の患者は、一切の感情を失ってしまったと言う。「嬉しくも悲しくもない。子供を見てもかわいいと思わないし、景色を見ても美しいと思わない」と患者は言う。一般に「感情」と呼ばれるものが私たち自身の内部で感じられるという事態が、とりわけ共通感覚によって支えられているものであることは、いうまでもないことだろう。そのほか、きわめて多くの離人症患者は「物の味や匂いがまるでわからない」とも言う。視覚や聴覚の領域ではまだしも形態の把握によって代償されている「もの」の認知が、味覚や嗅覚のような形態質の低い感覚においては、共通感覚の喪失によって著しく損われるということなのだろう。ちなみに、味覚や嗅覚が「趣味」や「雰囲気」の形で、すぐれて「こと」的な私と世界との関係を支配しているという事実は興味深い（この問題に関しては、H・テレンバッハに『味と雰囲気』というすぐれた著作がある——宮本忠雄・上田宣子訳、みすず書房）。

「小説を読んでも、テレビを見ても、ひとつひとつの場面のことは全部わかるのに、全体の筋がちっともわからない」、「音楽を聞いていて、音と音とのあいだがちっともつながらない」という離人症の体験も、アリストテレスのいう「運動の感覚」としての共通感覚の欠落と深い関係にある現象だろう。テレビドラマにしても音楽にしても、そこから得られるドラマ性、音楽性の本質は、個々の場面、個々の音響といった「もの」的な次元には存在しない。ドラマをドラマとして、音楽を音楽として成り立たせているものは、場面と場面とのあいだ、音と音とのあいだの、「もの」的な観点から見れば空白の場所にある。そしてこの「空白」の「あいだ」こそ、それを鑑賞している私が、私の全存在をほうり込んでドラマを生き、音楽を生きている場所でもある。「こと」の感覚としての共通感覚は、こうして「あいだ」の感覚として見ることもできるだろう。

離人症が、私と世界との実践的なかかわりを基礎づけるものとしての共通感覚の障碍であるということを、なによりも如実に物語っているのは、「とっさの行動ができない。勘がはたらかなくなってしまった」という患者のことばであろう。さきにも書いたように、離人症患者は理性的な行動に関してはまったく正常である。現実との関係も、理性的な判断をはたらかせることによって、すくなくとも外面的にはほとんど支障なくいとなまれている。しかし、「とっさの行動」という、理性では間に合わない、「勘」に頼らねばならない動作が必要となったとき、共通感覚の障碍は一挙に表面化してくることになる。

いまひとつ、時間と空間のことについて簡単にふれておこう。実はこの問題は、稿を改めて書かなくてはならない大きなテーマであって、ここではそのほんの一端にしか触れることができない。

離人症患者はよく、「時間や空間がなくなってしまった」という。これは、私たち人間の体験している時間や空間が、物理学者が問題にしている「時間」や「空間」とは本質的に異ったものであることを物語っている。物理学が「時間」や「空間」をみずからの問題にしはじめたのがいつごろからなのか、私は寡聞にして知らない。しかし、最初はいずれにしても、人間が実感として体験している時間や空間の客観的実在性を考えようとしたことから、この問題が始まったことは確かだろう。私の考えでは、この最初の出発点に錯覚があったのだと思う。時間や空間の客観的実在を証明しようとする企ては、要するに神の物理的存在を証明しようとするのと同じことではないのだろうか。

物理学が問題にしようとしている「時間」や「空間」は、要するに「時間というもの」、「空間というもの」である。形をもった実体ではないにしても、少くともある意味では定位可能、計測可能であるはずの主語的・名詞的な「もの」である。そのような「時間」や「空間」は――「神というもの」が物理的に存在しないのと同じ意味で――この宇宙には存在しない。私たちにとって「ある」といえるのは、ただ「時がたつということ」、「空間が拡がっているということ」であるにすぎない。それは「神があるということ」が実感として感じられるというのと、なんら変るところはない。

道元が「有はみな時なり」と言ったのも、ハイデッガーが「存在の意味は時間である」と言ったのも、「有」や「存在」を「もの」と見、「時間」を「もの」と見る立場に立ったのでは、なんのことやら判らないだろう。しかし、有や存在が「あるということ」であり、時間とは「時間ということ」なのだと考えるならば、これが単に狭い意味での「存在」と「時間」だけについて述べられた言葉でないことは明白である。

私たちは、目覚めているかぎり、つねに内界や外界からの多様な刺戟を受け取って、一瞬一瞬の意識内容を形成している。これらの意識内容はすべて「もの」的なありかたをもつ。これらの「もの」的な意識内容を残らず拾い集めて、これを知覚の前後、遠近の順序に配列してみたところで、そこからはけっして統一のある時間・空間の意識は出てこない。物理学が時間という「もの」、空間という「もの」を問題にしようとしても、それは私たちの意識内容の多様性の構成分とはなりえないのである。時間や空間の意識が出てくるのは、個々の「もの」的な意識内容の「あいだ」に、なんらかの統一的な意味方向が働いているという実感にもとづいている。この意味方向というのは、いわば生命の底流のようなものであって、こう言ってよければ、純粋な生命的意志のごときものと考えてもよい。要するにそれは、私が世界と積極的にかかわって行く能動的・実践的な姿勢の直接の表現なのである。このようにして「こと」的に経験される時間・空間が、共通感覚の直接の産物として、「私がある」ことと表裏一体をなすものであることは、繰返していうまでもないことだろう。

六

離人症と共通感覚のことに少々深入りをしすぎたようである。最後にもう一度、本題である「私」や「自己」の問題に戻っておかなければならぬ。

これまで考えてきたことをまとめていうと、「私というもの」、「自己というもの」は、「存在というもの」や「時間・空間というもの」と同様に、哲学的あるいは科学的な議論の対象としては存在しえても、私たちの実践的な生活にとってはもともと仮空のもの、存在しないものである。デカルトの最大の誤りは、「私」を「思惟するもの」と定義して、それの存在を「延長をもつもの」としての事物と同一次元で考えた点にあった。

「私」や「自己」がもし「ある」というなにかであるならば、それはあくまで「私ということ」、「自分（みずから）ということ」として、つまり、さまざまな「もの」を「もの」として成立たせている場所としてであるにすぎない。そして、この場所に立つかぎり、「私ということ」や「自分ということ」は、「ものがあるということ」や「時間が流れ、空間が拡がっているということ」と、つまり「世界が世界として開けているということ」と同じ一つの「こと」の一側面にすぎないことになる。「私」とか「自分」とかいうことは、この源泉的な「こと」の開けを、こちら側へ引き寄せて表現したまでのことなのである。

　私は前章において、「自然」ということについて書いておいた。「自然」とはもともと「おのずから」のことであり、「自然（おのずから）」と「自己（みずから）」とは同じ一つの根源からの自発的湧出である「自（から）」が、向う側とこちら側とへ別れた姿であった。このような自然理解は、「自然」を名詞として用いる現代の日本語からは縁の遠いものとなってしまっている。

「自然」を名詞的な「もの」と考えないということは、それを述語的な「自然（おのずから）ということ」として理解することを意味する。この同じ立場から、「自己」も名詞的な「もの」としてではなく、述語的に「みずから」という「こと」として理解しうることになる。「私」や「自己」を「こと」として理解するということは、私たちの意識にとらえられている世界を物理的・自然科学的な世界としてではなく、「おのずから」としての「自然」の相のもとに見るということである。そのとき、「私」も「世界」もともに一つの根源的な生命的躍動から生まれた分身として理解されることになる。

私が私自身の実感として、あるいは私自身の生きかたとして「私がある」と感じる場合、この「私」とは「私が生きている」という、なにものにも還元しえない根源的事実のあらわれにほかならない。そしてこの「私が生きている」ということは、私たちの眼に見えない宇宙的生命が、私という一個の生命体に分有されていることにおいて成立している。「自分」ということばは、おそらくこの「分有」の直接的表現なのであろう。

私が「自分」として私の生命的躍動を分有するとき、私がそのつどかかわっている世界も、同じ生命的躍動を分有して実有の一大法界となる。「世界が自覚する時、我々の自己が自覚する。我々の自己が自覚する時、世界が自覚する」という西田幾多郎の言葉は、まさにこの境地を指している。この自己即世界、世界即自己の自覚を措いて「私」ということもありえないのである。

「あいだ」と「ま」

一

ちかごろ、おもしろく読んだ児童文学に、C・S・ルイスの『ナルニア国ものがたり』（全七巻、瀬田貞二訳、岩波書店）がある。これは、ルイス・キャロルの『アリス』などと同じように、「あちらの世界」での物語りであり、また、私たちが「現実」で「日常的」とみなしている「こちら」の生活世界と「非現実」で「空想的」とみなしている「あちらの世界」とのあいだの、自由な往き来の不思議を描いた物語りである。

七巻のそれぞれ独立の物語りのうち、全体の舞台になっている「ナルニア国」の誕生を内容とする、いわば創世紀の物語りは、第六巻の『魔術師のおい』ではじめて語られる。一人の少年と一人の少女が、魔法の指輪の力で「あちらの世界」へ出かけて行って、そこでナルニア国の壮大な天地創造を目撃することになるのだが、二人がナルニア国に到着するまでには、実はかなりの紆余曲折がある。「こちらの世界」を出て行った二人は、まず、いくつもの池のある静かな林のなかに到着し、そこから、どれかひとつの池に飛び込むことによって、滅亡寸前の「チャーンの都」というもうひとつの別世界に迷い込んだり、「こちらの世界」にもどってきたり、なんどかの往復があったあげく、最後にはいりこんだ世界がナルニア国なのである。つまりこの林は、日常世界と、いくつもある別世界とを、それぞれ相互に連絡する「通過地点」だということになる。

二人の子供は、黄色の指輪と緑色の指輪とを持っていて、どこにいても黄色の指輪に手をふれるとその林にやってくることができる。緑色の指輪に手をふれて、林の中の池に飛びこむと、どの池にはいるかによって、現実の世界にもどったり、「チャーンの都」や「ナルニア国」などの別世界にはいり込んだりする。つまり、黄色のは「通過地点」行きの指輪であり、緑色のは、そこからどれか一つの世界へ行くための指輪である。この点に関するかぎり、「現実」の日常世界と「あちらの世界」とはまったく同列であって、そこにはなんらの差別もない。緑の指輪をはめてどちらの世界にはいりこむかは、単にいくつかの池のどれに飛びこむかだけの問題である。私たちが「現実」と考えているこの世界も、選択可能な多くの世界のうちの一つであるにすぎない。

さて、この通過地点——というよりむしろそれぞれの世界への出発点——は、「世界と世界のあいだの林」(the wood between the Worlds)、あるいは「あいだにある場所」(the in-between place) と呼ばれている。それは、それ自体「一つの世界」ではない。「どこの世界にも属してないけど、一度、この場所を見つけたら、ここから、どの世界にでもいけるってところ」である。そして、「ここがこんなに静かで、眠けをさそうのもそのせい」だし、「ここでは何事もおこりっこない」くせに、「けっしてたいくつしない感じ」だということを、二人の子供はとっさに見てとってしまう。

この「あいだにある場所」では、ものごとはなにひとつ起らず、二人はおたがいの名前すら忘れてしまい、時がたつのもまったく気にならない。というよりもむしろ、ここではふつうの意味での時は、ちっとも進まないようである。これに反して、この場所から通路のついているいろいろな世界は、それぞれに固有な時の流れと歴史をもっている。「現実」の「こちらの世界」は、「シャーロック・ホームズがまだ生きている」一九世紀末のロンドンだし、「チャーンの都」では人類は死に絶えて、もう寿命のつきかけた古い太陽が弱々しく廃墟を照らしている。そして二人が最後に到着したナルニア国の世界では、暗闇のなかから新しく若い太陽がのぼって、天と地が、草木や動物たちが、つぎつぎと生み出され、生命の最初の息吹きが躍動しはじめている。

二

この「あいだにある場所」にこの物語りの作者があたえた性格は、私たちがこれから「間《あいだ》」や「間《ま》」のことを考えていくための序章として、恰好のものであるように思われる。

一般に、私たちは「あいだ」ということばを、物と物とにはさまれた空間・場所・隙間・距離、あるいは出来事から出来事への時間的な間隔・間隙、出来事の中断などの意味に用いている。この用法は、すくなくとも万葉以来、ずっと変ることなくおこなわれてきているらしい。そして、この意味での「あいだ」は、英語の between やドイツ語の zwischen などと、ほぼ一致しているとみてよいだろう。ただ、ビトウィーンやツヴィッシェンの場合には、空間的に用いられるときも時間的に用いられるときも、「あいだ」の両端を区切る事物が明確に設定されていることが必要であるのに対して、日本語では、「われわれのあいだでは」とか、「機が熟さないあいだは」とかの用法にみられるように、「あいだ」の輪郭がかならずしも明確でない場合もある。

ふつうに「あいだ」という場合には（ビトウィーンやツヴィッシェンもだいたいそうなのだけれども）、まず二つあるいは二つ以上の数の事物がすでに与えられていて、「あいだ」というのは、それらの事物の欠脱している空白部をさしている。空白部はネガティヴな欠如の相においてしか問題になってこない。ところが、「われわれのあいだでは」や「機が熟さないあいだは」の例では、事情はかなり違っている。たとえば、「われわれのあいだではこの言葉は禁句だ」というような場合、この「われわれ」が個々にだれをさすのかは、かならずしもはっきりしていなくてよい。ただ、ある特定の言葉を口に出すか出さないかが、その人が「われわれ」の仲間に入れてもらえるかどうかにかかわる重大問題となってくる。この場合には、「あいだ」といういわば暗黙の諒解の場のようなものが、「あいだ」を取り巻く境界線を規定している、という感じがある。

「機が熟さないあいだは無理をするな」といういいかたでは、この傾向がもっと強い。この「あいだ」がどこで始まってどこで終るのかは、けっして最初からきまっているわけではない。「機が熟する」という一種の歴史的・時間的な過程が進行していて、この進行が未完了であること自体が「あいだ」の本質的な意味内実であり、「あいだ」は、いわば自己自身に内在する過程の動きによって、この進行が完了したときに「あいだ」であることをやめることになる。「あいだ」が何であるのか、「あいだ」がどこで始まりどこで終るのかは、もっぱら「あいだ」自身の自己決定にかかっている。

もしも「あいだ」という語の原義が、「空間について、二つの物が近接して存在する場合、それにはさまれた中間の、物の欠けて脱《ぬ》けているところ」（大野晋ほか編『岩波古語辞典』）であり、「時間に転じては、鳴く鳥の声、波・雨の音などの中断する時」（同）であるとするならば、いま見たような「あいだ」の用法は、むしろ異例であり、語義の非常に変性した、派生的な用法だといわざるをえないだろう。ここでは「あいだ」が、「あいだ」を「あいだ」たらしめている枠組をも含めた全状況を支配する、完全にポジティヴな動因として、あるいは力の場としていいあらわされているのであるから。

しろうとの無責任な推量からの発言を許していただくなら、私自身は、「あいだ」にこのような重い、いわば実質的な意味をもたせる用法は、日本語としてけっして派生的な例外ではなく、どちらかというとむしろ、このほうがもともとの感覚に近いのではないかと思っている。『ナルニア国ものがたり』に出てくる「あいだにある場所」に私が興味をおぼえたのも、この「世界と世界とのあいだの林」（正確には、「いくつかの世界のあいだ」between the Worlds だが）が、けっして単に世界と世界との隙間や裂けめのようなところではなくて、登場人物や私たち読者にとって知ることのできないいくつかの世界をも含めて、池の数だけあるいろいろな世界への共通の門戸になっていて、どういった世界が現実に眼の前に開けるかを選択する、いわばキーステイションとしての大きな意味を与えられているからである。「二」(two)という語を明らかにその語源にもっている英語の between (これと同じことが、ドイツ語の zwei と zwischen についてもいえる)の語感からすると、これはたしかにめずらしい使いかただろう。そして、私たち日本人がこれを読む場合、西洋人にも私たちと同じような「あいだ」のとらえかたがあることに、新鮮な驚きをおぼえることになる。

「あいだ」の原義が物の存在しない空白部をさすという解釈に私が疑問をいだいているのは、私の感触の中で、この「あいだ」(間)と、「あい」(合、会、相、逢)とが、どうしても重なって映ってくるからである。私の郷里の方言では、「あいだ」のことを「あいさ」あるいは「あわいさ」という。これは「あい」あるいは「あわい」から来たものだろうし、「あわい」は「あいあい」のつづまったものらしい。合・会・相・逢のいずれの漢字を当てるにしても、「あい」は二つあるいはそれ以上のものの集合・対面・合体・交流などを表している。英語でいえば together であり、ドイツ語ならば zusammen である。「あいだ」には、元来いくつかのものがそこで「あい集まる」場所のような意味があるのではないか。あるいは、すくなくとも、古来の日本人は、物と物との「あいだ」をみたときに、空白をみてとるよりはむしろ、その両側にある二つの物の結びつきのほうに、より多くのこころを向けたのではなかったか。「あいだ」には、もともと、連結とか関係とかの意味が含まれていたのではないのだろうか。

このような推量を端的にうらづけてくれるのは、「あいだ」が対人関係の場面で用いられたときに、親しい間柄とか仲とかの意味になるという事実だろう。『岩波古語辞典』は、この用例は平安時代以後のものだとことわったうえで、「宮（中宮ト春宮）のあひだのこと」（源氏賢木）、「真盛は此の僧と……いみじく親しく語らひたりけるあひだなりければ」（今昔二九ノ五）の実例をあげている。現代の身近な用法でも、「夫婦のあいだ」、「親子のあいだ」など、例にはことかかない。そして、興味深いことには、「あいだ」がそれだけで間柄や仲を意味する用例は、まずたいていの場合、たがいに寄り合い引き合う睦じい関係をさしているようであって、「犬猿の仲」とはいっても「犬猿のあいだ」とはいわないし、「敵味方のあいだ」という場合には、両者の関係よりもむしろ、そこに弾丸の飛びかう空間のような意味のほうが強くなってくる。たとえ二つの物あるいは人の間の関係であっても、たがいに反撥しあう力の場には

「あいだ」を結びつきの意味で使う用法はなじみにくいのではないか。

三

「あいだ」がこのようにして物と物との、あるいは人と人との「会い合う」場所であるとするならば、それと同じ「間」の文字を共有することになった「ま」のほうは、どういった感じで用いられることばであろうか。

大野晋氏らの『岩波古語辞典』は、「ま」(間・際)をこう説明する――「連続して存在する物と物との間に当然存在する間隔の意。転じて、物と物との中間の空隙・すきま。後には、柱や屏風などにかこまれている空間の意から、部屋。時間に用いれば、雨マ・風マなど、連続して生起する現象に当然存在する休止の時間・間隔。また、現象・行為の持続する時間の意。類義語アヒダは、近接する二つの物と物、連続する事と事との中間の欠落・とだえをいうのが原義」。

ここで、空間的にも時間的にも、物や現象の連続にさいして「当然存在する間隔」といわれているのは注目してよい。これはどういうことなのだろうか。「あいだ」は、これを欠落とみるにせよ結合とみるにせよ、いわば偶然の所与であり、しかも、「あいだ」の両側にある物と物、事と事を前景とするならば、いってみればそれらの背景として、あるいは図に対する地としてみてとられているということができるだろう。「あいだ」は、それを「あいだ」たらしめている二つの物や事と、同一の秩序組織には属していない。さきに挙げた、「われわれのあいだ」とか「機が熟さないあいだ」などの用例をみても、親密な関係を意味する「あいだ」でも、やはりそれは、表面に出ている人や物や現象に、裏面から絶えず作用を及ぼしている力の場のような感じであって、それ自体はけっして表面に出てこない。

これに対して「ま」のほうは、物の隙間であったり現象の中断であったりしながらも、あくまでもこの物や現象と同一平面上にあって、それらともどもに一つのまとまった秩序形態を、コンフィギュレイションを形成している。「ま」は、それ自身、全体的秩序の不可欠の構成要素であって、その点では、それをとりまく物や、それの前後に生じている現象と、まったく同等の資格をもっているといってよい。そういった「ま」の顕著な例は、建物の柱と柱との間隔であり、音楽における休止である。

柱と柱の間の空間や壁面、音楽の音と音の間の休止は、ただ単に「当然存在する」隙間という以上の、もっと積極的な役割を担っている、というべきだろう。それは、設計や作曲の段階から、すでに全体のプロポーションのなかに厳密に組み込まれ、個々の部分のアクセントの効果を計算しつくした上で、ある種の意志をもってはめこまれた「ま」である。だから、実際の建築や演奏にあたって、そこにこめられている意図に即して「ま」を正確に再現することが、この上なく重要な課題になってくる。たとえば、邦楽の演奏において「ま」のとりかたがいかに高等技術に属するかについては、かずかずの芸論の教えているところだし、西洋音楽の場合にも、本質的にはまったく同じことがいえる。

私事にわたって恐縮だが、私が学生時代にピアノを熱心に練習していたころ、ハイドンのソナタがどうしてもうまく弾けなかった。音符はそれほど難しいと思わないのに、曲が曲としてまとまらない。そんなときに、声楽を勉強している友人の伴奏者として、ある声楽の先生のところへレッスンについて行ったことがある。そのとき、その先生は、歌曲の一番の難しさは休止符から次の音へ移るところにあるのだ、というような話をして、サーカスの空中ブランコで、一瞬のタイミングのとりかたで墜落してしまうのと同じことだ、という説明のしかたをされた。私はそのとき、ハイドンの難しさも結局は休止符の「ま」のとりかたの問題であって、空中ブランコ式に、からだのリズムで「間髪を入れない」一瞬の呼吸をつかまえる以外に、この問題は解決できないのだろうと痛感したことを、いまでもよくおぼえている。

「ま」というのは、元来は空間的なイメージ（柱と柱との間など）と結びついたことばであったのかもしれない。多くの辞典類にはとにかくそう書いてある。しかし、私自身の個人的な感覚からいうと、「ま」の真髄はむしろその時間性にあるようである。このような感じかたは、もちろん私の音楽体験と無関係とはいいきれない。だから、私はけっしてそれを一般化して主張しようなどとは思わないけれども、「ま」を活用したいろいろな日本語のイディオムを思い浮かべてみても、私のこの感触を否定するような材料はみあたらない。「まが抜ける」とか「まのびがする」とか「まもなく」とかの用例のことを考えてみれば、私のいいたいことがおわかりいただけるだろう。そして、これにくらべれば、「あいだ」のほうはなんといってもずっと空間的な感じが強い。それは、さきにも書いたように、私の感じのなかで「あいだ」のイメージと「あう」(会・合・相・逢など)のイメージがどこか重なりあっていることとも関係があるのだろう。空間的といったのは、同時的ないし共時的というほどの意味である。二つあるいはいくつかの物が「会い合う」というイメージは、どうしても同時的・共時的なものとならざるをえない。

四

問題は、このように本来きわめて近縁の現象をいいあらわしている「ま」と「あいだ」との関係である。一方を時間的、一方を空間的といってわけてしまうのでは、真実からも離れてしまうことになるだろうし、あまりにも単純な、つまらない解答にしかならないだろう。「ま」と「あいだ」とは、どこでどうつながっているのか。

この問題を考えて行くためには、私たちは問題を一度すっかり、対人関係の地平に置き移してみる必要がある。そしてまた、私のごとき精神科医がこのような問題に関心を抱いて、多少とも深入りしてみようという気をおこしたのは、この二つのことばが、私たちの生きた対人関係の機微をとらえるうえで、このうえなく豊かなイメージを提供してくれるからにほかならない。私は、精神病理学とは「ま」の病理学であり「あいだ」の病理学であるといいきってもよいのではないか、とすら考えている。

「あいだ」が、人と人との（多くの場合、親密な）関係を意味しうるということについては、すでに書いた。この点に関しては、拙著『人と人との間』（弘文堂）をも参照していただけると幸いである。この本の中で、私は、「人間」ということばは本来「人と人との間柄」を意味するものだった、という和辻哲郎（『人間の学としての倫理学』岩波全書）の指摘を継承して、私たち日本人における自分自身や他人についての意識のしかたの特異性を、いくつかの精神医学的な実例をあげて考察しておいた。

私たちはふつう、「自分」とか「自己」とかいわれるものは、私たちひとりひとりの内部に、あるいはすくなくとも、私たちひとりひとりが「いまここに」存在している自分の身体のうちに、存在しているものだと信じて疑わない。哲学者や心理学者や精神病理学者も「自我」とか「自己」とかの概念で、個人の意識や行動の内面性のようなものを指す点では、常識的な理解とそんなにかけはなれてはいない。西洋人が「エゴ」とか「セルフ」とかいう場合には、まず例外なく、そのような「内部性」、「内面性」が考えられているとみてさしつかえないようである。しかし、私たち日本人の実感にとって「自分」とは、はたしてそのような個人内部的ななにかなのであろうか。

前章で、私は「自己」とか「自分」とかは、「もの」として「ある」ことはできず、むしろ、いろいろな物を「もの」として成立させている「場所」としての「こと」において、またそのような「こと」として生きられている根源的な生命的躍動の一側面なのだ、というようなことを書いた。私たちによって直接無媒介的に生きられるこの根源的な生命の躍動は、これをそのままの相に託してみたときには「おのずから」としての「自然」となり、これを私自身のありかたのほうへ引き寄せて、宇宙的生命が私個人に「分有」されていることの実感としてみたときには、「みずから」としての「自分」となる。「自分」とか「自己」とかは、個人の経験においてはたとえそれがあくまで内部的・内面的に経験されるものであっても、それが「ある」といわれる存在の根拠は、つねに私個人の「外部」に、「世界」の側に、あるいは、私個人と「もの」の総体としての「世界」との「あいだ」にある。私が「自分」であるということにおいて、私はつねに私個人から「外」へ出て、世界との「あいだ」に立っているといえるだろう。

問題を対人関係に置き移してみるとき、この私がいで立っている場所としての「あいだ」は、とりもなおさず「人と人とのあいだ」ということになる。「……自己が自己として自らを自覚しうるのは、自己が自己ならざるものに出会ったその時においてでなくてはならない。……だから、自己と自己ならざるものとの両者は、いわば同時に成立する。……自己と自己ならざるものの成立が同時であるということは、同時にこの両者を自らの中から成立せしめるなにものかがあるということである。自己が自己ならざるものを生ぜしめるのでも、自己ならざるものが自己を生ぜしめるのでもない。自己が自己ならざるものに出会った、まさにその時に、ぱっと火花が飛散るように、自己と自己ならざるものとがなにかから生じる。……このなにかが個人以前にある。……私はさしあたってこのなにかを《人と人との間》という言い方で表しておこうと思う」（『人と人との間』、一四、一五頁）。

自己とか自分とかいわれるものの存在の根拠が、というよりもむしろ、自己とか自分とかいわれることそれ自体が、私という個人の内部にはなくて、私と他人との、総じて人と人との「あいだ」にあるのだということ、このことは決して形而上学的な理論ではない。何百年にもわたって独在論的な自我観を抱き続けてきた西洋人はともかくとして、私たちは、日本人として、「自分」が「自分」の外にあるということ、そしてそのありかが「われ」と「ひと」との「あいだ」であるということを、このうえない、最高の現実として体験しているはずである。(最近、濱口恵俊氏も『「日本らしさ」の再発見』(日本経済新聞社)のなかで、西洋人の「個人モデル」と日本人の「間人モデル」を対比させている。)

「自分が自分であること」の根拠が「人と人とのあいだ」にあるという事実は、「精神分裂病」とよばれる事態において、ほかならぬこの「自己の自己性」が危機的な形で疑問に付されるとき、きわめて明瞭に見てとれるようになる。精神分裂病が自己の自己性の問題にかかわる危機的事態であること、それの成因も、またその症状も、深く対人関係に根ざしていること、精神分裂病が個人内部に起きている疾患ではなくて「患者」として浮かびあがってきた人物と彼をとりまく人たちとの「あいだ」そのものの病態とみなされるべきことなどについては、ここではくわしく例をあげて書いている余裕がない。このことについても、私の『異常の構造』（講談社現代新書）や『分裂病の現象学』（弘文堂）を参照していただくようにお願いしておきたい。

　私がここで特に注目しておきたいのは、非常に多くの分裂病者が、顕在的な分裂病症状を発現させる以前に、かなり長いあいだ「他人とのまがもてない」、「他人とのまのとりかたがわからない」という悩みをもっているということである。たとえば、ある若い女性の患者は、他人が自分のなかにはいってきて、自分と他人との区別がつかなくなるという分裂病特有の症状を訴えていたが、彼女はある日の私との会話で「最初のうちは、お母さんが私の中にはいってきていた。それから兄さんやお父さんがはいってきて、そのうちに家族以外の人もはいってくるようになった。お母さんが私を圧迫するの、私きらいなんです。お母さんとのあいだにまがもてない。まのとりかたがわからない。だから気づまりなんです。今はだれとでもまがもてなくなってしまって、それで自分が出せない」と語っていた（『分裂病の現象学』、三二〇頁）。

　ここで「ま」といわれているのは、もちろん、一応はいゆわる「心理的距離」のようなことだと理解できる。分裂病者が他人との心理的な距離のとりかたがへたで、ある他人との急な接近や離隔が危機的な発病状況や再発状況になりやすいことは、臨床医ならばだれでも知っている。しかし、「ま」を「心理的距離」という概念に翻訳してみたところで、実はなにひとつ問題は解決していない。

他人との「あいだ」に「ま」がもてない、という経験は、この患者ならずとも、程度の差はあれ、私たちのだれもがいだいたことのある経験だろう。そんなときに私たちがいだく「気づまり」な感じは、相手との心理的な距離がはかりにくい、距離がとりにくい、といった空間的な印象だけではすまないようである。そのような場合、私たちはむしろ、非常に時間のことを気にするのではないか。それも、ただ単に、早く時間が経ってくれればよいのに、という気持をもっているというだけではなくて、刻一刻、自分と相手とのあいだに流れている時間が、ふだんの気楽な雰囲気のなかで流れる時間とはどことなく異質で、親しめない、不自然な調子をおびているという感じをもつのではないだろうか。

「ま」が時間的なイメージをもつ、ということはすでに書いた。しかし、「時間的」ということは、時間がだらだらと経過して行くというような「まのびした」感じではない。「ま」がいいあらわしている時間とは、さきに空中ブランコを例に引いて書いたような「間髪を入れぬ」瞬間のタイミングのようなものである。この意味で、『大言海』が「ま」に、「コロアヒ。ヲリ。機会」の義を与え、その例に「間ヲ見テ言フ」「間ニ合フ」「間ニ合ハス」「間ガワルイ」をあげているのは、至当な解釈だと思われる。「ま」の本質は、ものとものとの、あるいはこととこととの「あいだ」にはたらく「機」であるといってはいけないだろうか。「機」とはそれ自体「はたらき」であり、「はずみ」である。「ま」はそれ自体時間なのではなくて、「時間」といわれるような実感をそのつど生み出す源泉であり、いわば発生機における（in statu nascendi）時間、「原時間」ともいうべきものではあるまいか。

五

「あいだ」と「ま」との関係をもうすこし考えるために、もう一度、音楽の例をひいてみたい。

何人かで合奏をする場合、技術にむらがあったり気が合わなかったりして、曲が気持よく進まないことがある。そんなときには、なにか自分がひとりで苦労して、楽譜にしがみついて演奏していたり、あるいは相手の演奏に合わそうとして、自分のリズムはそっちのけで、ただついて行くだけということになったりする。そんな合奏は、すこしも楽しくないいし、音楽の生命であるはずの、湧きあがるような時間の感覚がすこしも味わえない。

それに対して、呼吸がよく合って気持のよい合奏ができている場合には、自分が自分自身の音楽を演奏しているのだという意識も、相手の音楽に合わせているという意識もなくなって、音楽がひとりでに作りあげられて行き、自分はそこで生成躍動している音楽的時間にまったく自然に関与しているという意識だけしか残らない。そんなとき、音楽は、完全にその何人かの「あいだ」で響いている。あるいは、音楽が自分と共演者との「あいだ」をすっかりみたしている、といってもよいだろう。「人と人とのあいだ」が、単なる空白の隙間ではなくて、ずっしりと重みのある、実質的な力の場であるということは、こういった合奏の経験のある人なら、だれでもすぐに理解できることである。

ところで、合奏者の「あいだ」に生きいきとした音楽を響かせようとするならば、各奏者の呼吸がぴったり合っていなくてはならない。呼吸が合うということは、そこで鳴っている音楽についていうならば、「ま」のとりかたが合うということである。音と音とを合わせることは、ある程度の技術さえ持ちあわせていれば、さほど困難なことではない。合奏でいちばん難しいこと、またそれだけに合奏のいちばんの妙味は、音を合わせることよりも「ま」を合わせることにある。音楽の生命は、音符に書かれたひとつひとつの音にあるのではなくて、音と音の間の「ま」にはたらいている湧き上がるような時間のたわむれにあるのだから。

日常の人と人との出会いについても、これと同じことがいえるのではないか。自分と相手との「あいだ」が、二人の真に「会い合う」場所となりうるためには、そしてこの「あいだ」の場所が、自分と相手との両者の「自己」を同時に成立させる自覚の場所となりうるためには、そこに「ま」と呼ばれるようなはたらきが十分にはたらいていて、二人がそれぞれ自己自身の歴史を生きていながら、その「あいだ」においては、共通の唯一の時間の生成に関与しあっている、ということがなくてはならないのではないだろうか。「自己が自己ならざるものに出会った、まさにその時に、ぱっと火花が飛散るように、自己と自己ならざるものとがなにかから生じる」(『人と人との間』、一五頁)。この「なにか」が、さしあたり人と人との「あいだ」であるとするならば、「火花」は「ま」にあたるといっておいてよいだろう。

結局のところ、「あいだ」と「ま」との関係は、磁場と磁力との関係と類比的に考えることができるのではなかろうか。磁場を形成しない磁力はなく、磁力をもたない磁場はありえないのと同じように、「あいだ」が自己と他者との同時成立の場所、自己発見の場所でありうるためには、原時間的な契機としての「ま」のはたらきが不可欠の構成分となる。「他人とのあいだにまがもてないから、自分が出せない」というべき分裂病者のことばは、この間の真実を、痛切なまでに言いあらわしているというべきだろう。

磁場や磁力とのいまひとつの類似点としてあげておきたいのは、「あいだ」にしても「ま」にしても、そこにひとつの分極化作用が認められるということである。人と人との「あいだ」は、自己と他者とがそこで根源的一者から分離成立する場所であり、「ま」はこの分離成立の原契機である。音楽の場合にも、音と音との「あいだ」は単なる中断や休止ではなくて、そこにおいてはじめて、その両側にある音が全体のなかでの位置づけと意味とをあたえられ、音楽を構成する楽音として析出してくる場所であり、この析出のはたらきが「ま」とよばれることになる。時間ということについてみると、一瞬一瞬の「いま」と「いま」は、それだけではまだ生きた時間を構成しない。「いま」と「いま」との「あいだ」に真の意味での現在があって、それが絶えず「すでにあったいま」と「きたるべきいま」とをわけている。そして、ここでも自己自身を絶えまなく二重の相に分極しながら、既在と将来とを根源的生成の動きにおいて産出している「原時間」ともいうべきはたらきが「ま」とよばれているものなのである。

この、それ自身一者でありながら、うちに差異産出の作用を含む根源的な「はたらき」については、まだまだ論じなければならない点が多い。この問題は、いずれ稿をあらためて考えてみたいと思う。

Ⅱ

「間」と個人

一

「日本人と〝間《ま》〟」というテーマに「伝統文化の源泉」という副題がついたゼミナールでお話しすることになったわけですけれども、私は別段「間《ま》」のことを研究しているわけでも、「伝統文化」の専門家でもありません。ただ、みなさんのなかにお読みいただいている方もいらっしゃるかと思いますが、以前に『人と人との間《あいだ》――精神病理学的日本人論』という本を書いておりまして、そういう関係でこの講演会にお招きをいただいたのだろうと思います。

だから、私としてはこれまで、間《ま》というよりも間《あいだ》ということがテーマであったわけです。「ま」と「あいだ」はもちろん同じ漢字で書くわけですけれども、この二つがどう違うのか、あるいはどうつながっているのかというのは、これはたいへん難しい問題であって、私自身にもまだよくわからない、というところが本当なのです。そういうことで、きょうのところは「ま」と「あいだ」をあまりはっきり区別しないで、しかもどちらかというと私にとって考えなれている「あいだ」という問題を中心にしてお話をしていきたいと思いますので、最初にそのことをご了承いただきたいと思います。

それからもう一つ、私は東京に住んでおりませんので、これまでこのゼミナールで話された先生方のお話を聞くことができませんでした。だから場合によってはお話が部分的に重複することもあるかもしれません。それからほかの先生方のお話とどこか矛盾するようなお話をするかもしれません。それもどうかおゆるしをいただきたいと思います。

そこで、私がきょうお話ししたいと思っておりますのは、この「ま」とか「あいだ」とかいうことが、一人ひとりの人間においてどのように生きられているのか、「個人」ということと「あいだ」ということとの関係はどうなっているのか、といった問題になるかと思います。

日本語の「人間」という言葉がすでに「間」という字を含んでおります。これは和辻哲郎先生も言っておられるように、日本人特有のひじょうにユニークな表現だろうと思うのですね。一人の人間を考える場合に、そこに「間」という字を入れて、「ま」とか「あいだ」とかいう意味をこめて個人をとらえた、そして「人間」という言葉で表した、そこに日本古来の人間観がみごとに示されていると思うのです。

そういうように「人間」としてとらえられた一人ひとりの個人において——あるいはそれぞれの自己において、といってもいいのかもしれませんが——この「あいだ」とか「ま」とかいうことが現実にどのように生きられているのか、どのように体験されているのか、そういう点がきょうの私のお話の中心になるだろうと思います。

その場合に、この「あいだ」という概念は、あるときには人間と自然とのあいだを意味することもあります。たとえば建築あるいは住宅なんかにおける間の問題についてみますと、人間が家を建てるということは、われわれ人間がこの自然のなかで自然とのあいだにいわば一つの場所を囲って、この場所、この「あいだ」を住まいにするということになります。家というものそれ自体が、すでに人間と自然との「あいだ」にあるものであり、この「あいだ」そのものが具体的な形をとったものだということができます。だからそこでは当然、この「あいだ」そのものとしての住まいの内部での個々の「あいだ」、もしくは「間《ま》」ということがとくに問題として取りだせるようになってくる。

「居間」とか「お茶の間」とか「間取り」とかの表現をとことんつきつめていくと、人間と自然とのあいだの具現として「住まい」という問題にぶつかる。あるいはこの「自然」ということを「世界」といいかえてもいい。そうすると自己と世界とのあいだという問題に帰着します。

それからこんどは、私の本の題名ではありませんけれども「人と人とのあいだ」という問題があります。この「人と人とのあいだ」ということになりますと、社会という問題に直接つながってまいります。社会、あるいは対人関係、これがとくに現代のような世の中ではひじょうに複雑になっておりまして、そこからいろいろと難しい問題が起こっていることは、いちいち例をあげなくてもよろしいでしょう。そのために私のような精神科の医者が、そのあとかたづけといっては悪いですが、そのことでたいへん苦労をするわけです。

そういういろいろなあいだの持ち方、間の生き方があると思うのですが、そもそもわれわれ一人ひとりの人間存在にとって、自己あるいは個人としての人間にとって、「間」とか「あいだ」とかいうことがどんな意味を持っているのか、それについてお話をしてみたいと思います。少し難しい言い方をすれば「間の哲学」「あいだの哲学」

ということになるでしょうか。しかし哲学といいましても、けっして抽象的、観念的なお話ではありません。精神科医の立場から、具体的な臨床に即したお話を中心にしていきたいと思います。

ただいま間の哲学ということを申しましたが、だいたい哲学というものはわかりきったこと、自明なこと、あたりまえのことをことさら問題にする学問なんですね。たとえば時間とは何であるかとか、空間とは何であるかとか、存在とは、ものが「ある」とはどういうことかとか、一見わかりきった事柄をわざわざ取り上げて問題にするのが哲学だということができます。

こういうわかりきった事柄は、あまりにもふだんあたりまえのことであるために、われわれにとって日常はそれが問題になってこない。それがなんらかの形で欠乏してくる、あるいは何かそこに故障が起きてくると急に問題になってくる。たとえば空気というようなもの。あまりにもわかりきったもので、われわれはふだん空気の存在ということを考えないのに、高い山に登ったり、あるいは公害で空気が汚れたりすると、空気というものの存在が急にクローズアップされてきます。

水でも同じですね。砂漠へ行ったり、あるいは断水騒ぎがあったりすると、はじめて水のありがたさ、水のもつ意味がわかってくる。

医学的な例をあげますと、われわれの心臓がたえず鼓動をしているということにふだんはまったく気がつきませんが、なにかの病気で脈拍が早くなったり動悸《どうき》が激しくなったりすると、心臓が動いているのだということがはっきり意識される。つまり私たちが日常あたりまえのこととして、それに頼って生きているいろいろなものは、それがうまくいかなくなったという危機的な状態になって、はじめて切実にその重要性がわかるということがいえます。

哲学が扱っております時間、空間、存在、自己、そういうようなものについてもだいたい同じことがいえるのでありまして、哲学者は自分自身の知的関心からそういったわかりきったことを、わざわざ掘り起こして問題にするわけですけれど、哲学者でなくても、自分の内面でその自明性が少しあやしくなってくると、それがひとりでに問題になってくる。そういうあたりまえのことが、その自明性を失っているような状態を私ども精神科医は、精神病あるいは神経症と呼んでいるわけです。

たとえばあとで離人症という神経症のお話をいたしますが、この離人症になりますと、ものがあるということがどういうことかがわからなくなります。患者がそういうことを訴えてくる。あるいは自分ということがわからない、自分が自分だということがわからないと、こういうことを離人症の患者が問題にしてくるわけです。

そうなるとはじめて、ものがあるとはどういうことか、自分が自分であるというのはどういうことか、そういった通常はあたりまえすぎて考えてもみないことが、わざわざ哲学的に問わなくても、ひとりでに問題になってくるというところがあります。「ま」とか「あいだ」とかいうことでも同じことなんですね。そういうひじょうに基本的な事柄が、なんらかの形でうまくはたらかなくなったところをつかまえて、そこでそれをはっきり問題にして取りだしてみよう、というやり方を私たちは精神医学においてやっているわけです。

きょう私のお話の副題にしておきました「現象学的精神医学」という言葉、耳慣れない言葉かと思いますが、じつはこの現象学的精神医学という分野は、いま申したような仕方で精神病的、あるいは神経症的な現象を手がかりにして日常ありふれた事柄に対して問題を立てていく、そういういろいろな事柄を哲学的に問うていく、そういう学問だというふうに理解してくだされればいいかと思います。

そうはいってももちろん精神医学ですから、つねに治療ということから離れるわけにはまいりません。だから患者にとってきわめて切実な問題になっている、そういった事柄の本質をつきとめることによって、これを患者を理解し治療する努力へと戻していこうということをしているわけです。

さきほど、哲学のように抽象的、観念的なお話はしないと申しましたけれども、やはり基本的な用語、私の考えの根本のところを簡潔に表現する用語は必要になってくるので、ここで二つばかりそういう用語を出しておきたいと思います。

それはごく簡単なことです。「もの」という言葉と「こと」という言葉。「もの」というのは、これはまず物体です。たとえばこの机とか、マイクロフォンとか、こういう形を持ち実質を持った具体的な事物、それはもちろん「もの」です。

そのほかに抽象的なものもあります。たとえば私はいま講演をしているわけですが、この「講演というもの」、そういうふうにいう「もの」、「平和というもの」、「音楽というもの」、そういうふうに「……というもの」という言葉をくっつけますと何でも「もの」になりうる。「時間というもの」、「空間というもの」というような言い方もできます。

こういうふうに「もの」として扱われますと、すべてそういう「もの」は文章の主語あるいは目的語になることができます。「講演を聞きに行く」というときの「講演」は目的語です。これはものとしてとらえられているわけですね。「平和はわれわれの願いだ」というようなときの「平和」も「もの」の資格をもっております。

これに対して一方、「こと」というとらえ方があります。「こと」という言葉は、形や実質とは無関係なあり方、いわばもののありさまというか、様子というか、あるいはそれに伴う気分というか、あるいはそれに対するわれわれの評価というか、そういうものを表しています。

たとえば、きょうここで講演会があってたくさんの人が集まっているという「こと」、みなさんが私の話を聞いているという「こと」、話がおもしろいとか退屈だとかいう「こと」、これがみんなそうです。そして、たとえば「美しいということはよいことだ」とか、「あの人はよいことをいう」とか、「こと」でも形のうえでは主語になったり目的語になったりできますけれども、これはいわば、なかば「もの」化された「こと」であって、本当の意味での「こと」は主語や目的語にはならない。「こと」はむしろ述語的なはたらきをもっています。

たとえば「この花は美しい」という「この花」というのは、もちろん「もの」ですが、これに対して「美しい」というのは美しいという「こと」でありまして、主語としての「この花というもの」に対して、「美しいということ」が述語の位置にくるのですね。

さきほどの「平和」でも、「平和というものは」という場合には「もの」として出ていますけれど、「あたりの空気は平和だった」というようなときの「平和」は、「もの」ではなくて「こと」であるということができます。「こと」は述語の位置に置いてやったときに、はじめて「もの」とは違った独自のあり方を示してくる、といってよいかと思います。

ところで、述語的であるということは意味を伝達しているということですね。「こと」というのは伝達される意味です。これに対して「もの」は、「この花は美しい」という場合のように、「美しい」という意味を所有している、あるいはそれを含んでいる、そういう意味の担い手だと考えることができます。

私のこれまで書きました、やや難しい本をお読みになってくださっている方のために、一言申し添えておきますと、私はいま「もの」という言い方で申した性格をいつもは「ノエマ的」という言葉で書き、「こと」のあり方のほうを「ノエシス的」という表現で書いておりますので、そう対応させて理解していただければよいかと思います。

そこでもう少し話を進めて、こんどはこの「もの」や「こと」がいったいどこにあるのか、「もの」や「こと」の存在している「場所」のことを考えてみます。「もの」の場所——これはたとえば「音楽というもの」とか「平和というもの」とか、そういう事物以外のものの場合には難しい話になりますけれども、具体的なものですと、この机というものとか、あるいはこのゼミナールの会場というもの、それからこの私というもの、そういう「もの」の場所はいちおうきちんと決まっています。

　空間と時間の座標の上で「いまここにある」というかたちできちんと決まってくるわけです。「もの」にはそのもの自体の置かれている場所がある。

　それでは「こと」のほうはどういう場所にあるのか。「この花は赤い」、「この音楽は美しい」、「私はいまここで話をしている」、「机がここにある」、そういう言い方をする場合に、述語の位置にきているのは全部「こと」なのですが、さて「赤いということ」はどこにあるのか、「美しいということ」はどこにあるのか、これはひじょうに難しい問題ですね。さきほど、「こと」は意味だと申しました。「もの」のありかははっきりしているとして、そういった「もの」の意味は、いったいどこにあるのでしょうか。

　私は、この「……ということ」としてとらえられるような述語的な意味の存在する場所、「こと」のありか、それが「あいだ」という場所なのだと思っています。たとえば、「この花は美しい」という場合には、私と「この花」というものとのあいだに「美しい」ということがある。「世の中は平和だ」というときには、私と「世の中」というものとのあいだに「平和だ」ということがある。これは考えてみればあたりまえのことですが、じつはこれもやはりあたりまえすぎて、ふだんはわざわざ問題にされないことの一種なのでしょうね。しかし、このあたりまえのことが、これからの私のお話で大きな問題になってくるわけです。

いま申したことを少し掘り下げてみましょう。私が花を見ていて、「この花は美しい」という。私と「この花」、この二つのもののありかはいちおうはっきりしている。そして「美しい」ということ、「この花」の意味としてとらえられているこの「美しい」ということは、私と「この花」とのあいだにある、と申しました。

ところが「この花」には「美しい」だけではなく、「赤い」とか「白い」とか、「派手だ」とか「静かだ」とか、いろいろな述語が添えられうるわけですし、それらの述語はすべて、「美しい」と同じように「こと」であって、私と花とのあいだにあるわけですけれども、さて、述語がなんにもつかない、つまり「こと」をいっさい伴っていない「この花」というものがあるかというと、それはけっしてありえませんね。

また、「私」というものについても、その花とのあいだに何ひとつ述語的な意味を見ていないような純粋な「もの」としての私なんか考えられない。つまりそこに現実にあるのは、「美しい」と感じられているかぎりでの「この花」と、「美しい」と感じているかぎりでの「私」だけなのです。つまりその意味で、「美しい」という「こと」のほうが先にあって、そこから「私」も「この花」も存在の意味を与えられている。

ふつうには「もの」があって、それがいろいろな様子を示すから、そこではじめて「こと」が生じてくるのだと考えがちですが、じつはそうではない。「こと」を伴わない「もの」などというものは存在しないのであって、ほんとうのところは「こと」のほうが先で、「もの」のほうがあとだ、という点に注意をしておいていただきたいと思います。

二

それではいよいよ本論に入って、いくつか臨床的な病気のお話をいたします。みなさんのなかには精神医学的な病気についての知識をある程度お持ちの方もいらっしゃるでしょうし、まるでお持ちにならない方もいらっしゃるでしょう。そこがたいへん難しいのですけれど、いちおうみなさんが予備知識をお持ちにならないのだという前提のもとでお話をいたします。

　まず最初にお話をいたしますのは、さきほどもちょっと申しました離人症という神経症のお話です。

　離人症という言葉は、一般によく誤解されまして、人嫌いでみんなのいるところに行きたくなくて、自分でとじこもっていたがるような人のことをいうのだろうと、こう思われることがときどきあるのですが、ぜんぜんそういうことではないのです。「人を離れる」という意味とは違います。だいたい日本語の精神医学用語は外国語からの直訳が多いので、ひじょうに奇妙な言葉ばかりで困ってしまいますが、離人症というのもその一つの例です。

　離人症がじつはどういう症状になるかといいますと、まず、いちばん多いのは、ものの存在感がわからないということ。つまりこういういろいろな身のまわりのもの、あるいは景色とか、そういうものが存在するという感じがわからない、ものがあるという実感がわからない、現実感がない、何かピンとこないという、そういう言い方をされる場合が多い。景色なんか見ていても、何かつくりもののようで実感が伴わない。絵はがきか何かを見ているようだというわけです。

　あるいは自分とその景色のあいだに一枚、膜のようなものが張られている、ベールをかぶっているようで、ナマの感じがしない、なまなましく見えてこない。こういうことを患者は体験します。

このような体験が外部の世界の側の変化の体験だとしますと、内部的な変化の体験もあります。さっきもいいましたが、自分が存在しているということ、自分があるということがわからない。自分がなくなってしまった、人格がなくなってしまった、というようなことがいわれる。

あるいは自分の体を見て、その体が自分のものだという感じがしない。何か他人の体をくっつけて歩いているみたいだとか、あるいは感情がまったくわいてこない。喜怒哀楽といわれるような、そういう感情がぜんぜんわかないということをいう患者もけっこうあります。じつは「離人症」という名前は、自分の人格が自分から離れていった、という意味なんですね。

それから、時間の感覚がまるでなくなる人もあります。時間が流れない。時計を見れば何時だということはわかるんだけど、時間が過ぎていくという感じがしない。だから退屈だとかあるいは忙しいとかいうことがまったくわからない。

空間もおかしくなります。遠いものと近いものの区別がわからない。ずうっと遠くにある山も、すぐそばにある木も、まったく同一平面上に全部並んでしまって、奥行があるということがわからない。だから空間が妙に平板になったり、あるいは変形して見えたりいたします。

それから、こういうことをいう人もありますね。たとえば、ここに水差しがある。これには水が入っていることがわかりますから、一種の重量感のようなものがありますね。このどっしりした感じというのがわからない。大きなヤカンを置いてあると、なんとなくいっぱいに水が入っているような気がして重そうなんですが、それを持ち上げて実際には空っぽだったときに、一瞬何か肩すかしをくったような感じになるでしょう。

こういう感じになるということは、そのヤカンに重量感のようなものを、無意識のうちに感じとっていたからなのですね。重量感をみてとっているから、それを持ち上げるときに筋肉にしらずしらずそれだけの力を加えていたわけです。だから案に相違して中が空っぽだったりすると、空振りをしたみたいなへんな感じがする。離人症では、そういう重量感のようなものがなくなるのです。

こんなふうに外の世界も内面も、すっかり違った感じになるのだけれども、離人症の場合、ものの形とか色とか大きさとかということは完全にわかっているわけです。一般の意味での知覚異常はぜんぜんない。まして知能とか判断とか、そういう機能もまったく障碍されていません。だから患者は別に妄想を抱いているわけではありません。そういう点では何もかもまったく正常なのです。だからじゅうぶん社会生活はできるし、ふつうの人としてやっていけるのだけれども、いろいろなものに当然備わっているはずの現実感、実在感が失われている。これはひじょうに不思議な症状ですね。だから昔から精神科医だけではなく、とくに哲学者がこの症状にひじょうに興味をもちまして、ああでもない、こうでもないと離人症の説明を考えたりした時期がありました。

そういうこみ入った議論にはいっさい立ち入らないことにして、きょうはこの離人症を「あいだ」とか「こと」とかいった見地から眺めてみるとどういうことになるのか、そのことについてお話をしてみたいと思います。

さきほどから、ものの意味は、ものと自分とのあいだにあるということを申しました。ものの意味というのは「こと」ということです。ものが私にとって、かくかくしかじかのあり方であるということ、それがものの意味です。

こういった見方から見ますと、離人症で失われているのはまさにものの意味、患者にとってのもののあり方、つまりいろいろなものの「こと」的な性格だということになりはしないでしょうか。ものの知覚は完全に正常なのです。ものはものとしてきわめて正確に見られているのに、それが重い感じだという、その感じだけが抜けている。あるいは、それが実際にここにあるんだという実感、これももちろん「こと」的な性質ですが、この「こと」的な性質が抜けているということになります。

遠いものと近いものがいっしょくたになって奥行がわからなくなるという場合でも、遠い山は遠い山なりにちゃんと小さく見えているし、近い家はそれなりに大きく見えていて、「もの」としての知覚は完全に保たれているわけですけれども、遠いということ、近いということ、これがわからない。「遠い」とか「近い」とかいうのは、「もの」ではなくて「こと」ですね。あるいは山や家や木のもっている「意味」ですね。

たとえば遠い山。山が遠くに見えるその「遠さ」には、いろいろな意味があるでしょう。登山家にとっては、まだかなり歩かなければいけないという意味になるかもしれない。あるいは逆に、一つのあこがれのような、あの山へ登ってみたいという、そういう意味になるかもしれない。ものの遠さにはその人なりにいろいろ意味づけができるでしょうけれど、とにかくどんな場合でもその人にとっての意味であることに変わりはありません。

近さでも同じことですね。近いということは、ひじょうに便利だという意味にとる人もあるでしょうし、何かがあまり近づいてくるのはいやだという圧迫感のようなものにとる人もあるでしょう。近さもわれわれのものの見方に応じた一つの意味をもっています。そういう意味がいっさい消えてしまうのが離人症なんですね。遠近感というような感覚判断ができなくなるというのではなくて、意味が失われるから、遠さとか近さということが感じられなくなるのです。

私の患者で、こういうことをいった人がいます。テレビドラマを見ていて、その場面場面は全部見えている、場面場面の意味は全部わかる、ところが場面と場面がまったくつながらないという。いくつもの小間切れの場面がやたらに並べられているようで、その場面から場面への変化にちっともついていけないというのです。

私は映画とか、テレビドラマとかの技術についてはまったく無知ですけれど、一つ一つの場面から場面への転換は、もしそこをつなぐ意味の展開ということを考えなかったら、まったく唐突で、おかしなものになってしまうでしょうね。私たちはその背後に流れている意味の展開を先回りして理解しているからこそ、急激に場面が変わってもそれについていけるわけでしょう。筋がのみこめるから場面についていけるのです。

ドラマの筋というのは、これは「もの」じゃなくて「こと」の性質をもったものです。意味の連続ですから。だから離人症で「こと」が欠落して、意味が感じられなくなると、テレビドラマは完全に「もの」的な場面場面の不連続なつなぎ合わせにすぎなくなってしまうのでしょう。

それから音楽がやはりそうですね。離人症になると、だいたい音楽がわからなくなります。一つ一つの音が高いとか低いとか、あるいは大きい音だ、小さい音だというようなことはわかるのですが、音楽というものがまるで意味をなさなくなる。音楽を聴いても何を聴いているんだかわからないということを、よく患者がいいます。

それは、音楽というのはそういう個々の音を寄せ集めただけのものではないからなのですね。そこに一つ一つの音楽の流れがあって、それが一つ一つの音と音のあいだをつないでいる。音と音とのあいだの、音のない空間というのか、そういう音のない部分に音楽の生命のようなものが宿っているのだろうと思いますが、それが離人症ではわからなくなります。

それから、さっき時間が流れなくなるということを申しましたが、一人、やはりひじょうに的確な言い方をしてくれた患者さんがあります。「時と時のあいだがなくなった」というのですね。いま、いま、いま、という瞬間的な時はある。たとえば時計を見ると、いま何時何分だということはわかる。それはわかるのだけれども、そういった時と時のあいだがまるでわからないんだというのです。

この言葉は、私たちにとって時間とは何であるかを、きわめて正確に言い表していると思います。「時間」という漢字は「時のあいだ」と書くわけです。生きた時間というものが個々の瞬間の寄せ集めではなくて、その瞬間と瞬間のあいだの出来事であるということがこの例でよくわかりますね。時間が本質的に「あいだ」の出来事であるからこそ、離人症では時間の感じがなくなってしまうのです。

つまり離人症でものの実感がない、存在感がないとか、時間や空間の感じがないなどと感じられるのは、自分とそういうものや時間や空間、一言でいえば外の世界とのあいだがあいだとしてはたらかなくなっているからだということができます。「あいだ」が成立しないから「こと」が成り立たない、それで意味が出てこない、ということになるのですね。

そう考えてみますと、では、ふだん健康な状態でものを見ているときはどうなっているのでしょうか。ふだん私たちはものがあるということ、時間や空間があるということをあたりまえのこととして疑いませんが、このあたりまえの見方はどういう仕組みで保証されているのでしょうか。それが怪しくなった離人症の状態から考えてみますと、私たちはふだん、たんにものをものとして知覚しているだけではなくて、それと同時にそのものと私たちとのあいだを生きているのですね。

あるいはいま私は「あいだを生きている」という言い方をしましたけれども、ひょっとするとそれは言い方が逆なのかもしれない。むしろあいだがあいだとして生きていて、つまりあいだがあいだとして活発に活動をしていて、その活動を私たちが直接に感じとっているといったほうがよいのかもしれない。じつはこのあいだの活動が、ものをものとして生かしている、ものに意味を与えている、あるいはものに生命を与えている、ものをアニメイトしている、こういうことがいえるのではないかと思います。

それから、このことからもう一つたいせつな問題が出てきます。「あいだ」が「あいだ」として、「こと」が「こと」として活動をしている場合にだけ、「もの」は意味をもち、現実性をおびたものとして見られるわけですけれども、それは同時に、そういったものを実在感をもって見ている私たち自身の側で、私たち自身の「見る」という活動がいきいきと現実的にはたらいているということにもなります。

「この花」が美しく感じられているということと、「私」がこの花を美しいと感じているということとは、同じ一つの「こと」の両側面です。「あいだ」や「こと」は、ものをものとして生かしていると同時に、それを見ている私を私として生かしていることになります。

そこでこんどは、離人症のもう一つの側面、自分自身の内面的な状態に関する離人症症状、つまり自分がなくなったとか、自分があるということがわからないとか、こういう症状についてもう少し考えてみたいと思います。

私たちはよく「自分」という言葉をなにげなく使いますが、もともと「自分」というような「もの」、「もの」としての「自分」、などというものは存在しないのですね。もちろん私の体は、あるいは私の脳は一個のものとして存在しますけれども、体や脳が「自分」の存在にとっていかに不可欠であっても、それがそのまま「自分」だとは考えられません。自分というのは、むしろ体を使い、脳を使ってものを考えたり、感じたりしているはたらきのことです。

私たちはふつう、「自分がある」とか、「自分はだれそれである」とか、「自分を見つめる」とかいうように、「自分」という言葉を主語や目的語において、いかにもそういう自分という「もの」が存在するかのように用いていますけれども、じつは自分などという「もの」は存在しない。自分というのは、私がこうやってしゃべっているということ、ある花を見て美しいと思っていること、音楽を聴いてすばらしい音楽だと思っているということ、こういったさまざまな「こと」が自分ということなのであって、それ以外に自分というものはないのです。

だから、外の世界との、「もの」との関係で、私と「もの」とのあいだに成立する「こと」あるいは意味が失われて離人症に陥っている人にとっては、自分自身がないというのは比喩でもなんでもなくて、ほんとうのことなのですね。離人症の状態で自分がなくなるのは、あるいは自分があるということがわからなくなるのは、いわば当然のことであって、外の世界とのあいだに「こと」や意味がなくなったということを「自分」という言葉に置きかえてそういっているだけなのです。

ところが、みなさんはいまもうすでにお気づきになっていらっしゃると思うのですけれども、「自分」ということにはもう一つ別の意味がある。私がいま言ったのは瞬間瞬間にものを見ているときの自分、花が美しい、音楽がすばらしいということ、その「こと」そのものであるような自分のことでしたけれども、「自分」という言葉で考えられているのはそれだけではない。

たとえば、きのうの私ときょうの、いまの私とは同じ私ですね。あるいは十年前の私といまの私もいっしょの私だし、もっと小さい子どものときの私とも同じ私ですね。そういう私の連続性あるいは同一性のような性質、これを抜きにしては、やはり本当に自分ということは考えられないのではないかと思います。

しかし連続性とか同一性とかいっても、たとえば子どものときの私といまの私が同じ私だといっても、それは「もの」としていっしょだということではない。「もの」として考えれば私たちの身体というものは刻々変化しているわけですね。けっして同一ではない。きのうの私ときょうの私でも、ものとしてはけっして同一ではない。

さらに、私とか自分ということを問題にするときには体のことよりも心の中のことを考えていることが多いわけですが、私の心の内容などというものは、そのときそのときまったく違っているわけです。きのう考えていたことと、きょう考えていることと、もちろんだいたいは同じ趣旨のことを考えてはいるでしょうけれども、厳密にいうとすっかり違っている。だのにそれがどうして同じといえるのか。

これは「もの」としてはけっして同一とはいえないのです。「こと」としては同じだとしかいいようがない。瞬間瞬間の「私」があって、それはそれぞれ違った内容をもっているかもしれないけれども、そういった「私」と「私」とのあいだ、無数の「私」のそれぞれのあいだがずうっとつながっている、一貫性をもっている。さきほどテレビドラマの各場面と全体としての筋ということで申しましたのと同じようなぐあいに、そういう意味の連続のことを自分という言葉で考えているのです。

ちかごろ、アイデンティティ、つまり自己同一性という言葉がよくはやります。このアイデンティティ、あるいは主体性という言葉にしても同じことですが、これをもののレベルで考えるとたいへんなまちがいをおかしてしまいます。いつも同じことを考えていて、論理の飛躍や脱線をしない人、自分の信念を固く守っている人、そういう人がアイデンティティや主体性をもった人だということではないのです。

ほんとうに「こと」のレベルでのアイデンティティをもっている人だったら、考えている内容は周囲の情勢に応じてどんどん変化していけるのです。一見矛盾したことを言っているようでいながら、周囲とのつながりはけっして失わない、しかも、そのときの考えの背後にある意味の連続性は保たれている。そういうのをアイデンティティ、あるいは主体性というのだろうと思います。だから、自分の同一性というのは「もの」としての自分の同一性ではない。むしろ、自分と自分とがたえず入れかわっていても、その「あいだ」そのものがつながっているということなのです。

だから「あいだ」というのは、たんに空間的に「私とものとのあいだ」だけに考えられるのではない。もう一つ、時間的、歴史的な「あいだ」ということがあり、そのつどの自分と自分のあいだ、前の自分とのあいだ、いまの自分と次の自分とのあいだ、私の人生というのは要するにそういった無数の時間的なあいだ、内面的なあいだの歴史のことなのです。

離人症からは少し離れるかもしれませんが、人と人とのあいだというような状況としての「あいだ」と、この歴史的な「あいだ」との関係について少し申しておきたいと思います。たとえば私がある人から何か辛辣《しんらつ》な冗談をいわれたときに、それに対して腹を立てるか、それともそれを冗談としていっしょに笑ってすませるか、楽しい気持ちになるか、それとも腹を立てるか、それはどこで決まってくるのか。これはもちろん私とその相手とのあいだ、二人のあいだのあり方で決まるのです。相手しだいによっては腹を立てるだろうし、相手しだいによっては同じことをいわれても楽しい気分になることもある。

話を簡単にするために、私がある人を好きか嫌いかということにしておきましょう。好きな相手からは冗談をいわれても腹を立てない。嫌いな相手から冗談をいわれれば腹を立てるわけですね。あるタイプの人を好きになるか、嫌いになるかということは、これは私にとって生まれつき決まっていることではありません。私がずうっとこれまでの人生でいろいろな人に会ってきた、いろいろな人とつきあってきた。それはまず最初はお母さんだったり、あるいはお父さんだったり、そういう家庭の中の人物でしょうが、やがて学校の友だちとか先生とか、そういういろいろな人物と交わってきて、その歴史がいまの私ですね。その歴史の結果としての私が、いま特定の相手とのあいだで、好きか嫌いか、たとえば冗談に対して腹を立てるとか立てないとかという事態を起こしているわけですね。

それを考えてみますと、いま現在の対人的なあいだの持ちようというのは、私の人生の歴史的な、生まれてからこのかたの「あいだ」の歴史、いってみれば「あいだ」のインテグレーション、積み重ね、そういう歴史の積分みたいなものだと、そういうことがいえます。初めて会った人でも、直観的に好きか嫌いかが決まることがある。それなんか、その人との「あいだ」を決定しているのは、ひとえに私の「あいだ」の歴史なのですね。

三

つぎにもう一つ別の臨床的な症状、つまり対人恐怖症のお話をしてみたいと思います。これは日本人にはひじょうに多いのに、西洋人にはあまり多くないのです。だから西洋の精神医学の教科書には書いてない。ところが日本にはひじょうに多い。極端な言い方をしますと、日本の若者、高校生、大学生くらいの青年で対人恐怖症状をまったくもっていない人はむしろ珍らしいといってもいいくらいです。

対人恐怖症というのは、文字どおり対人関係に対する恐怖症なのですが、具体的にはどういうものがあるかといいますと、いちばん多いのは赤面恐怖症です。人の前へいくと顔が赤くなる、それがいやだから人の前へ出ない。あるいはどもり、人の前へ出てしゃべるとどもるから人の前へいきたくない。

この赤面とかどもりとかいうのは、比較的軽い対人恐怖症状ですが、もう少し重いのになりますと、たとえば人と目を合わせることができない。自分の目が他人に不快感を与えるのではないかというおそれから人と目を合わせられない。これを視線恐怖症とか正視恐怖症とか申します。

それからまた、もういちだんと重い症状になりますと、自分の顔が醜いというだけではなくて、きわめて異様な顔をしている、世界じゅうにこんなへんな顔をした人間は私一人だ、だから人の前へ出られない、という醜貌恐怖症とか、異形恐怖症とかの症状。それからひじょうに変わった症状としては、自分の体臭を気にする自己臭恐怖症があります。

事実体臭が強くて気にしているのならいいのですが、客観的にいってそういう不愉快な体臭をまったくもっていない——日本人は西洋人に比べて体臭の強い人は少ないですね。体臭をほんとうに気にしなくてはならないような人はめったにいないのですけれども、自分の体がひじょうに不愉快な臭いを出しているので他人に不快感を与える、他人から嫌われる、だから人前に出られない、という。もっとほかにありますが、おもなものはそんなところですね。そういう理由で人の前へ出たがらない。これが対人恐怖症。これもやはり若い人に多い。さっき言いましたように、だいたい高校生、大学生、十代後半から二十代がひじょうに多いのです。

対人恐怖症のなかには、たとえば精神分裂病といった重い病気に進んでいくものもありますが、ふつうはそうたいしたことにならない。いちおうふつうの社会生活は可能なのです。可能といっても、離人症の場合もそうですが、ひじょうに制約されることは事実ですね。自分自身の苦しみは、それはたいへんだろうと思いますけど、無理すればやってやれないことはないのです。

この対人恐怖症が日本に圧倒的に多いのはどういうことだろうかというので、これは日本の精神医学者のあいだで、あるいはそのことを知っている外国の精神医学者のあいだでも、ひじょうに興味をもたれております。

そこで一つの説明として、日本の文化は「恥の文化」である、これに対して欧米、つまりキリスト教文化ですが、それは「罪の文化」であるということがよく言われます。この「恥の文化」、「罪の文化」ということは、ルース・ベネディクトという有名なアメリカの文化人類学者が『菊と刀』という日本人論に書いていることなのですね。翻訳も出ておりますからご存じの方も多いと思いますが、ベネディクトが言っていますのは、罪の文化からいいますと、キリスト教的な罪の文化というのは、自分のやっていることの善悪を、自分の心の中の内面的な基準に従って決める。この基準のことを「良心」というわけですが、そういう良心に従って善悪を決める。もちろんキリスト教では良心はすぐ神さまとつながっています。めいめいの人が、こういうことをやって、いいのだろうか、いけないのだろうかということを、いわば神さまとの関係で考える。それでめいめいが神の教えに従って、良心の声に従って行動をするわけです。

これに対して日本の文化は恥の文化である。恥の文化というのは、自分のやっていることの善悪を他人からの評価によって決めるのだというわけです。こういうことをしては恥かしいというぐあいに、他人がそれをどうみるかによって、自分のやっている行いなり、自分自身の存在なりの価値を決めるのが恥の文化であって、これはひじょうに外面的な価値決定である、というのがベネディクトの考え方であります。

もちろんこれに対しては日本の国内では強い反論があったわけです。恥というのはそんな外面的なものではない。罪が内面的、恥が外面的というと、なにかいかにも恥のほうが程度が低いような感じになりますから、日本人はおおいに怒ったわけです。しかしいちおうのところは、この「恥の文化」と「罪の文化」という対比は、日本人気質と欧米人気質の違いをうまく表現していることはまちがいないと思います。ただ恥を他人の目という外面的な判断基準と関係づけるという、この発想に問題があったのですね。これは人間なり人間の心、善悪の判断というようなことを「もの」として考える考え方です。私にいわせると、恥の文化では本当は自分のやっていることの善悪の判断基準は他人の側にあるというよりは自分と他人とのあいだにあるのですね。そういう人と人とのあいだに判断基準をおいた価値評価が恥の文化の本質になるのだと思います。

あいだというのはけっしてたんに外面的なものではありません。あいだというのを対人関係という言葉に置きかえますとたしかに外面的な感じがしてきます。自分と他人との関係ですから、自分からすると外にあるということになりますけれども、さっきもいいましたように、あいだというのはきわめて内面的なものでもあるわけです。

さきほど、相手を好きになるか嫌いになるかは、自分の内面の「あいだ」の歴史が決めるのだということを申しました。現在の対人関係をつくり出しているのは私自身の内面の歴史なのですから、あいだはけっしてたんに外面的なものではありません。きわめて内面的、あるいは内と外とがまだ分かれていない状態といったほうがいいのかもしれません。

ですから、恥の文化が外面的ということはけっしてありません。そういう保留をつければ、恥の文化と罪の文化の対比は、日本人とキリスト教文化の人たちとの対比として、うまくあてはまると思います。

ところが、もう少し話は複雑になるのですね。それは対人恐怖症の症状が、一つのひじょうに興味深い特徴をもっているからなのです。それは一言でいえば対人恐怖症状の状況依存性ということなのですが、たとえば自分の体の臭いが気になる、あるいは赤面するというような症状が出現しやすい状況と、出現しにくい状況とがある。

症状の出現しにくい状況はどういう状況かといいますと、まず自分の家庭の中。気のおけない家族のあいだではあまり症状が出ない。それからたとえば恋人同士とか親友の前とか、そういうきわめて親密な間柄だと症状が出ないのですね。それからもう一つ、これとは反対にぜんぜん見ず知らずの他人の前ではわりあいどうもない、たとえば道を歩いていてすれちがう人に対して症状が出るということはあまりないのですね。

これに対して、いちばん症状が出やすいのは、いわばその中間領域、つまりごく親しくもなく見ず知らずでもない、中途半端な知り合いの人たちのあいだです。これは具体的にはどういう状況かといいますと、対人恐怖症は大体学生に多いわけですが、学生だと学校のクラスの中、教室の中ですね。それから通学の途中の乗り物の中。これは大体決まった時刻にバスなり電車なりに乗りますから、大体の乗客は互いに顔見知りになりますね。

会社に勤めている人だと職場や通勤の乗り物の中。あるいは家庭の奥さんなんかだと近所のマーケットとか、そういうようなわりあい顔見知りの多いところ、そういうところでこの対人恐怖症という症状が出やすいのです。

それはどうしてかという点については、いろいろな人がいろいろな意見をいっていますが、私の考えは、自分と他人とのあいだが、あいだとしてはっきりと意識に上るような状況で症状が出やすいということがいえると思います。家庭の中では間柄などということはあまり問題にならないですね。そんなことをいちいち意識しなければならないような家庭は、ひじょうにおかしな家庭だと思います。自分とお父さんの関係はとか、お母さんとの関係はとかいうことを、いちいち意識しなければいけないような家庭だったらこれはたいへんで、そういう家庭なら対人恐怖症状はおそらく家庭内でも出現するだろうと思います。それからぜんぜん見ず知らずの無関係な人とのあいだでは、もちろん間柄ということを意識しないですみます。

ところがいま申した中途半端な顔見知りとのあいだでは、このあいだということがひじょうに強く意識されてくる。意識されてくるというのは、きょう最初に申し上げたように、元来あたりまえで当然のことがやや不安定になっているということなのです。だから相手とのあいだが比較的不安定性を帯びているような状況、これが対人恐怖症の症状の出現しやすい状況といえると思います。

ところで、ここで一つ興味深いことがあります。というのは、この中途半端な状況はそのまま、われわれがふだんあいさつを必要とする状況だということなのです。家庭の中での親しい家族間のあいさつ、これはむかし家庭の中の礼儀作法がやかましかった時代には、つまりぼくらの子どものころはやかましく言われ、させられていましたけれども、このごろではあまり家庭の中であいさつをしませんね。朝起きたときにも「おはようございます」ときちんという家庭は少なくなった。一種の習慣としてなんとなくする場合はあるだろうけれども。

また、ぜんぜん見ず知らずの人に対しては、もちろんあいさつの必要はない。山男どうしのあいだとか、田舎の人はいまでもいたしますけれども、ふつうはしない。ところがわれわれが日常、もっともあいさつに気をつかわなければいけないのはその中間の領域ですね。あいだがまだひじょうに中途半端で不安定な、そういう領域だとあいさつがどうしても必要になる。そしてその領域が対人恐怖症状の出現しやすい領域だということがいえます。

対人恐怖症の人は一般に、あいさつがひじょうに下手です。このごろの若い学生諸君は、ぼくらも毎日つきあってよく知っておりますが、だいたいあいさつがきわめて下手ですね。どうしてもあいさつをしなければいけないような、そういう状況になりますと、とたんに顔がこわばっちゃって、こちらが申しわけなくなる。こっちからあいさつをする。そういうようなことが多い。

その種のあいさつが下手だという人は、まずまちがいなく対人恐怖症的な傾向をもっています。はっきり病気としての対人恐怖症状をもっているかどうかは別ですが。要するに対人恐怖症というのは「あいだ恐怖」と置きかえてもいい。自分と他人とのあいだを怖がっている。だから「あいだ」がことさら意識される状況を避けたがるし、そういう状況で自由に振るまえないわけです。

対人恐怖症の人によく随伴して出てくる症状として、もう一つ、相手とのあいだで話題に乏しいということがあります。対人恐怖症の人は一般にそのことでとても悩んでいます。話題に乏しい理由を、そういう人たちは、自分がこれまで積んできた人生経験がきわめて少ないからだ、あるいは自分の知識が劣っているからだと考えて、そういうことで悩むわけですけれども、話をしてみると知識はけっこうたくさんもっている人がいるのです。知識はたくさんもっていながら、だのに話題に乏しいという人がいる。

相手とのあいだの話題というのは、じつはその人の頭の中の知識から出てくるものではないのですね。これは自分の中から出てくるものではなくて、むしろ相手とのあいだがかもしだすものなのです。たとえば、話題の豊富さは、私ひとりではきまらない、私のほうからどんどん話題を出せる、話しやすい相手と、話題を出しにくい相手とがある。

これはみなさん方もおそらくそれぞれにご経験をおもちだろうと思います。何か気づまりな相手というのがある。その人とのあいだで、何となく話題が出てこないような相手というのがあります。それは一方的に自分だけの責任でもないし、一方的に相手側の責任でもない。たまたまその二人の「あいだ」が話題を生みださないような

「あいだ」になってしまうということなのです。

きょうのお話のはじめのほうで、「あいだ」というのは意味を生みだす場所だということを申しました。意味というのは英語でいうとミーニング（meaning）です。ところでこの meaning の mean は、元来「これこれのことを言いたい」という意味です。何かをミーンしているというのは、その何かが心の中にある、自分の言いたいのはそのことだ、ということなのです。つまりミーンとかミーニングとかいうことは、いわば話題の源泉みたいなことを指しています。

だから「あいだ」が不安定になって、本来の意味産出能力を失うというようなことになりますと、それがミーンしなくなる。つまりその「あいだ」に関与している二人の人のあいだで話題が出てこなくなる。何かを言おうとするというミーニングが乏しくなるのだから、話題が出てこないわけですね。だから話題が出てきにくい状況というのは、「あいだ」が「あいだ」として生きていない状況だということになります。

つまり対人恐怖症の人は、その症状をとってみても、症状の出やすい状況をとってみても、あいさつが下手だとか話題が少ないとかいうことをとってみても、そのどの面からみても、人と人との「あいだ」に対して過度の恐怖心を抱いている人だということになります。

この人たちとじっくりつきあってみるとわかることなのですけれども、この人たちはけっしてもともと、先天的に「あいだ」を「あいだ」として生きる能力に欠けているわけではないのです。それなのにどうしたことか、自分にとっては「あいだ」が大の苦手なんだと思い込んでしまっているのです。だから相手とのあいだで、「あいだ」の片棒をかつぐことができない。相手といっしょに「あいだ」を「あいだ」として開いてやることができない。そんなことをしたら自分の立場がなくなる、自分というものが空中分解してしまう、と思い込んでしまっているのです。

だから、あいさつがどうも苦手になるし、あいさつを要するような間柄の人の前では緊張してコチコチになってしまう。「あいだ」がなめらかに機能しないから、そこにミーニングとして出てくるはずの話題も出てこない、ということになってしまうのですね。

生まれつきの「あいだ」欠損症ではないのに、どうして「あいだ」の生き方がぎこちなくなるのかということは、たいへんに難しい問題ですが、私は要するにこれはその人の生まれてからこのかたの「あいだ」のもち方の歴史がそうさせているのだと思っています。さきほど離人症の最後のところでちょっとお話しした「あいだ」の歴史のことです。

対人恐怖症という症状が出現するのは、だいたいきまって思春期、中学生、高校生のころです。そろそろ一人前の社会人として、自分の主体的な責任において「あいだ」を開いていく訓練がはじまるころです。だからそれまでの子ども時代に、家庭の内部で経験してきた「あいだ」の歴史が、ここにいたってその準備段階として不十分だったということになるのです。日本の子どもは欧米の子どもとくらべて、主体的な行動の面でのしつけが足りない、ということを指摘されることが多いのですが、日本人にとくに多い対人恐怖症も、このことと無関係ではなさそうに思います。

四

時間が少なくなってきましたが、もう一つお話をしておきたいことがあります。「あいだ」というのはもちろん目に見えない、「あいだ」は「もの」ではなくて、「こと」だということを最初にお話ししたわけですが、そういう目に見えない、形のない「こと」を私たちはいったいどうやって感じとっているのでしょうか。「あいだ」がなんらかの仕方で感じとられていなければ、「あいだ」に対して意識過剰になる対人恐怖症などというものもありえないことになるでしょう。

だいたい生理学や心理学が取り扱っている知覚とか感覚のことなのですね。しかし私は、人間にはまちがいなく「こと」についての感覚、「あいだ」についての感覚のようなものもそなわっているのにちがいないと思っています。そうでなければ、対人恐怖症のような症状も出てこない。そういった感覚がそなわっているからこそ、それが脱落して離人症になりうるのですね。

ところが、これまでの医学書のなかをどんなに探しても、その感覚のことは一言も書いてありません。感覚生理学なんていう学問があって、人間の感覚のことをつぶさに調べているわけなんだけれども、そんな書物のどこをひっくり返してみても、そういう「あいだ感覚」というようなことは書いてない。

ところが哲学者は昔からこの問題に強い関心を示してきたのです。はじめにも申しましたように、哲学はあたりまえのことをわざわざ問題にいたしますから、こういう問題意識も出てきたのでしょう。アリストテレスという昔のギリシアの哲学者が「共通感覚」ということをいっています。これがまさに私のいっている「あいだ感覚」のことなのですね。この共通感覚については、哲学者の中村雄二郎さんが岩波書店から『共通感覚論』といういい本を出していらっしゃって、その中でいろいろと哲学的に展開していらっしゃるので、興味のある方はそれをお読みになるといいと思います。

アリストテレスがいっていることをごく簡単に紹介しますと、われわれは白いという色と赤いという色は視覚で簡単に区別できる。甘いという味と辛いという味も味覚で簡単に区別できる。しかし、「白い」ということと「甘い」ということの区別は、視覚や味覚ではない。ところがこの二つを区別する能力、視覚や味覚などの個別的感覚どうしを比較するもっと高次の感覚能力がわれわれにそなわっている、とアリストテレスはいうわけです。

これはどういうように考えればいいかといいますと、白いとか甘いとかいうことを「もの」として考えてはいけない。われわれは白い紙を見て白いというわけですけれども、けっしてその白い紙から受けるいわば光線の刺激を白いといっているのではない。そのときに白いというのはあくまでも「こと」なのですね。白いということなのです。白いということとして考えれば、そういう白さは必ずしも白いものから視覚的に感覚されるだけではなくて、もっと一般的な感じになってきます。

たとえば「白《しら》けた雰囲気」というような言葉がある以上、そこに白いということが感じられているんだろうし、容疑者がクロかシロかというようなこともいう。あの人はシロだ、という感じですね。これはけっしてものの色ではない。こういったいろいろの「白さ」に共通した一つの感じ、「こと」としての白さの気分のようなものがあるのです。

だから、「白い」という言葉を使うとぴったりくるような状況がいろいろあって、そこに一つの共通の特性がある。つまり私たちがそういった状況に対してとる構えというか、態度というか、価値づけというか、あるいは私たちにとってのそれらの状況の意味ですね。それを私たちは「白い」といっているのです。

「甘い」のほうも同じことです。砂糖の味は甘いわけですけれども、それ以外に甘いものはいくらでもある。子どもにとってお母さんのもっている「味」は甘いですね。それからたとえばヴァイオリンの音色が甘いとか、あるいは未熟な作品はまだまだ甘いといわれる。それから「甘える」という言葉は土居健郎さんの『甘えの構造』で有名になりましたが、あれも甘いという言葉からきている。だからこの「甘い」という感覚も、けっして味覚だけではない。味覚ですけれども、そうではなくて、一般的に甘いという「こと」についての感覚を私たちはもっているわけです。

だとすると、こういう「こと」についての感覚としての「白い」と「甘い」なら、両方ともごく一般的な場面で用いているわけですから、これを同一レベルに置いて互いに比較したり区別したりすることができるわけです。

アリストテレスのいっている共通感覚には、それ以外にも、たとえば「運動感覚」というようなものも含まれます。運動感覚というのは、ものが動いている感じですね。

たとえば遠くを汽車が走っている場合には、時間の経過によってその位置が移動するから動いているということがわかるわけですけれど、この位置の移動ということだけからは、生き生きとした動きの感じは出てこない。

遠くのほうの汽車だったらそんな動きの感じはあまりないかもしれませんが、近くを何かが動いているとき、たとえば自動車が向こうから走ってくる。位置が時間によって違うから動いているんだ、なんていうふうに考えていたのではひかれてしまいますね。ぱっと反射的に避ける。そこには一つの動きの感覚があります。位置の移動の感覚は「もの」の感覚ですが、動きの感覚というのは、これは「こと」の感覚ですね。これもやはり私たちの側の構えや意味づけをひきおこす感覚です。アリストテレスはもちろん汽車や自動車のことは書いていませんが、だいたいそういう意味で運動感覚が一種の共通感覚だといっているのです。

ところで、この共通感覚、つまり白さ、甘さ、動きなどについての感覚は、じつは私たちと「もの」との「あいだ」についての感覚なのですね。この感覚が私たちの態度や構えや、私たちにとっての意味の評価をひきおこすのは、それが「あいだ」の感覚だからなのです。つまり私とその「もの」とのあいだがどうなっているか、「白い」という印象をひきおこすような関係なのか、それとも「甘い」という印象をひきおこすような関係なのかが、共通感覚によって感じられるわけです。

アリストテレスのいう共通感覚は、私とものとの「あいだ」についての感覚と考えることができますが、人と人との「あいだ」にも同じように共通感覚を考えることができる。「共通感覚」を原語のラテン語でいいますとsensus communisということになりますが、これをそのまま英語に置きかえますとcommon senseということになるわけです。コモン・センスという英語は元来「共通感覚」の意味なんです。ところがいまでは、コモン・センスというと「常識」の意味で使っています。

「常識」とは何か。常識とは健全な判断能力のことだとふつうは考えられているかもしれないけれども、これはやはり「もの」的な発想ですね。ものを向こう側に対象として置いて、それに対してまっとうな判断を下す能力、というのがふつうの「常識」のとらえ方ですけれども、「常識」、コモン・センスというのは本当はそんなものではない。本当の意味の常識というのは、「もの」的な知識ではありません。これはコモン・センスの語源からもわかるように、「こと」的、あるいは「あいだ」的な共通感覚のことだったのですね。

アリストテレスの「共通感覚」は、自分と事物的なものとのあいだの感覚であったんだけれども、それが時代とともに変化して、「コモン・センス」という形で「常識」の意味を帯びてくるようになってからは、これはむしろ人と人とのあいだの対人関係における「あいだ」の感覚のことになってきた、そういうわけです。

精神病の患者においては、この常識がとても危なっかしくなっている、あるいは自分自身、自分が常識をもっているかどうかということでひじょうに疑問をもちます。「私には常識がないんです」ということを自分からいう患者がひじょうに多い。そして事実、場合によってはかなり非常識な行動をすることもある。しかも精神病において問題になる常識というのは、けっして事物や人に対する健全な判断能力というような意味の常識ではなくて、自分と相手とのあいだについての感覚、あいだを生き生きと感じとる能力、あるいはあいだを感じとる仕方、それがふつうの人と少し違っているのが精神病なのです。

五

以上、主として離人症について人と世界とのあいだを、対人恐怖症について人と人とのあいだを取り上げて考えてまいりました。ほんとうはこのゼミナールの趣旨にそって、「あいだ」と「ま」との関係についても少しお話ししようと思っていたのですが、残念ながら時間がなくなってしまいました。

現代は、科学的・合理的なものの考え方がひじょうに尊ばれます。そしてそれは、生活を便利にしてゆくためにはぜひとも必要なことでもあります。しかし、私たちの世界はけっしてそうした合理的な思考だけで割り切れるものではありません。合理的思考は世界を「もの」として対象化いたしますが、それでは世界の半分しかわからないのです。世界のあと半分は、「こと」の世界です。「こと」はけっして対象化できません。

「こと」のことをわかろうとすれば、私たち自身がその「こと」の一部になりきって、「こと」において「こと」を見るということができなくてはなりません。そういう「こと」と私たち自身とが渾然一体《こんぜんいったい》となって、主観と客観の区別なく「こと」そのものになりきっている場所が、私と世界との「あいだ」であり、私と人との「あいだ」なのです。

「あいだ」というと、まだなにか空間的な意味あいをぬぐいきれないところがあるような気がします。しかし「あいだ」は空間的なものではありません。「もの」は空間の一部を占有いたしますけれども、「こと」は空間のどこにも場所をもっておりません。「こと」はむしろ時間の中で起こることなのです。だから、「あいだ」もその本質はじつは時間的なはたらきにあります。そして私は、この時間的なはたらきをかなり純粋に言いあらわしたものが「ま」ということばなのだろうと思っています。

みなさんは音楽における「ま」についてはすでにお聞きになったわけですが、音楽の「ま」は、けっして何分とか何秒とかいうふうに時計ではかって決められるものではありません。それは一つの気合いのようなもので、いわば純粋な「はたらき」なのです。時計ではかれる時間は、空間化された時間です。「ま」というのは、そういった空間化を本質的に拒む純粋時間です。

「あいだ」というのも、その本質においては、いっさいの空間化を拒む純粋に時間的な出来事だと思います。相手との「あいだ」が自然さを失って、妙な緊張感が生じているときに、私たちはよく「まがもたない」といいます。そして、しきりに時計を気にしはじめます。精神病や神経症になると他人とのあいだにこの「まがもたない」経験をすることが多いわけですが、この現象などは「あいだ」と「ま」の本質的なつながりのよい例になるだろうと思います。

ご清聴ありがとうございました。

Ⅲ

思春期病理における自己と身体

一

人間の一生は、さまざまな観点からいくつかの特徴的な時期に区切ることができるだろうが、精神病理学的な観点から見た場合、思春期ないし青年期がぬきんでて重要な意味をもつ時期であることには、だれしも異論のないところだろう。これに次いでおそらく二番目に重要な時期であろうと思われる退行期とくらべてみても、精神病理学的に問題となる退行期が四十歳代から五十歳代にかけてかなりの幅をもって漠然と拡がっているのに対して、思春期の精神病理学的な問題点は——身体面の発育段階としての思春期よりもさらにせまく——ティーンエイジ半ばから後半にかけての数年間という比較的短い期間に集中していて、この点からも思春期問題の「のっぴきならない」切実さのようなものがうかがわれる。

実際、思春期のまっただなかにある若者にとっては、極端にいうと、昨日から今日へ、今日から明日へという一日一日の単位で世界を見る眼が変わり、それに応じて世界がその姿を変えるといってもよい。変化の時間勾配が急だという点では、もちろん誕生直後の一～二年には及ばないにしても、それに次いで変化の急激な時期はやはり思春期だろうし、なによりもここでは、乳幼児期とはちがってはっきりした自己意識をもった経験主体が自分自身の急勾配の変化を刻々経験しつづけているという点で、人生の他の時期には例を見ない緊張した空気が生み出されてくる。思春期を精神病理学的にもっとも危機的な時期たらしめているのは、この年齢における経験主体が自己自身や世界の急変との対決という課題を負わされているという事情なのである。

自己の存在はつねに自己自身よりも一歩先立っている、とハイデッガーはいう。しかし、この自己存在の先駆性がもっとも尖鋭化した形であらわれて、自己自身がその応接にいとまがないという事態は、やはり思春期に特有のものである。だれしもみずからの思春期を回想してみるとき、せつない憧れを伴った不安な予感が自己の全存在を押し流し、われとわが身が未知なるものの不可思議な力にとらえられて、わけもなく戦慄が全身を走るという若き日の経験を想起することだろう。

思春期におけるこのような自己の先駆性、革命前夜のおののきにも似た「先走り《アンテ・フェストゥム》」的な情態性は、これを人生のいまひとつの大きな屈曲点である退行期と比較してみるとき、よりいっそう鮮明に浮び上ってくる。

四十歳代にはいると、人はいやおうなくみずからの理想、みずからの願望の限界をきわめて現実的な事実として認めざるをえなくなる。毎日の生活それ自体が、乗り越えがたい仕事の山となり、自己の自由な飛翔を束縛する枠となる。二十代、三十代の可能性に満ちた自己意識は、記憶の上ではまだほんの昨日のことのように残っている。それなのに、現実は徐々に大きな重荷となってこの可能性の足を引っ張ろうとする。自己は、たえず自己自身におくれをとり、みずからの存在自体が処理能力を超えた負担として感じられるようになる。ここでは、すべてが「手後れ《ポスト・フェストゥム》」的な情態性をおびて出現してくる。

思春期および退行期というこの二つの特徴的な年齢層それ自体に属しているこの二種類の情態性の時間構造、つまり前者における「先走り」的、「前夜祭」的、アンテ・フェストゥム的時間構造と、後者における「手後れ」的、「あとの祭」的、ポスト・フェストゥム的時間構造の対比は、それぞれの時期に好発年齢をもつ二つの大きな精神病（精神分裂病と単極性メランコリー）の基本的構造の差異として、臨床精神病理学的にもきわめて重大な意味をもつ。しかしこの対比についてはこれまでに何回か論じたことがあるので、(1)(2) ここではこれ以上立ち入らない。

人生の諸段階において思春期が占めるこの特異的な意味、自己がつねに自己自身に先立っているという独特の構造をもつ思春期特有の自己の二重性のために、思春期のまっただなかにいる若者たち自身にとっても、これを「思春期論」の形で論じようとするわれわれにとっても、ひとしく「自己の問題」が中心的なテーマとしてきわめて尖鋭化された形で前面に押し出されてくる。思春期を論じるということは、自己とはなにかの問題を論じるということにほかならない。自己が自己自身と完全な調和を保っているところでは、自己はあらたまって問題とはされにくい。自己が自己自身であるという自己の自同性になんらかの亀裂が生じて、自己の自明性に動揺が生じたときにはじめて、自己であることそれ自体が疑問の焦点におかれる。思春期は、それ自体が内包する自己の二重化という構造のために、それ自体の内部から自己への問いを析出するという特性をおびている。

自己の問題とか自己への問いとかというと、なにかひどく乾燥した、抽象的で形而上学的なひびきを感じさせる。しかし思春期論、ことに思春期の精神病理の枠内で論じられなくてはならない自己の問題には、むしろきわめて身近で具体的な、あまりにもリアルでなまなましい、一種の肉感にも似た重苦しさがつきまとっている。この独特の不透明さはどこから来るのだろう。それはおそらくは、思春期における自己の存在が、つねに自己の身体的存在と不即不離の関係においてのみ問題となってくるからではないだろうか。思春期の若者が自己をみつめるという場合、それはつねに「われとわが身」をみつめるという意味をもっていはしないか。自己が自己自身に先立つというのも、自己の二重化というのも、それは要するに自分の身体と、それを支配しようとする精神的自己との――レイン[3]の表現を借りれば「身体化された自己《エンボディード・セルフ》」と「身体化されない自己《アンエンボディード・セルフ》」との――主導権をめぐっての角逐だということもできよう。思春期における自己論は、つねに身体論との相補的・補完的な関連においてのみ可能である。

ところで、自己自身に先立っているという思春期特有の自己構造を、自己と身体の相関という見地から見ていこうとする場合、これはおいそれと一筋縄では処理しきれない難問である。はじめにもすこし書いておいたように、思春期の身体の中に蠢動《しゅんどう》しはじめる不穏な変化は、それ自体それまでの幼い自己の同一性の夢を破る警報的な意味をおびている。その限りでは、思春期の身体的自己は明らかに精神的自己に先立っているといえるだろう。しかし一方、それに劣らず思春期的な現象といわざるをえない高い理想形成——ときにはビンスヴァンガー(4)のいう「現実遊離的な上昇志向」にまで極端化され、過度の純粋さを求める若き日の理想の形成にあってはどうだろう。ここではむしろ精神的自己が、身体的自己からはるかに高く舞い上り、身体的自己の遠く及ばぬ未来の果てまでも見定めようとして予感に打ち震えるのではないだろうか。あるいはまた、わが身がみずからの支配圏内を超えようとするひそかな予兆に鋭敏に反応して、先手を打って安定対策を講ずるために、絶えず数手先を読んでいる精神的自己もあるだろう。

このように、思春期における自己の二重化に際して、精神的自己が身体的自己に先駆しているのか、身体的自己が精神的自己に先駆しているのかは、一義的には決定しえない困難な問題である。おそらくは「精神的自己」と「身体的自己」という二つの作用主体を独立に想定することが、いっさいの困難の源になっているのだろう。自己とは、ある場合には志向的な自己意識のノエマ的対象として内的空間のどこかに表象される「もの」であり、ある場合にはいかなる空間的定位をも許さない、いわば純粋時間的・ノエシス的な「はたらき」である。思春期以前に一応の完成をみた自己表象が「もの」として固定し、そこへ激動する思春期の身体が強烈な「はたらき」として襲いかかる場合もあるだろう。あるいはまた、不如意な自己身体が「もの」として対象視され、「はたらき」としての自己理想がそれの束縛を脱して自由な飛翔を希求する場合もあるだろう。精神的自己と身体的自己のいずれがいずれに先立つことになるのかは、そのどちらが「もの」としてみられ、どちらが「はたらき」としてみられるかによって違ってくる。

この違いは、ことに思春期の多様な精神病理学的事象を理解していく上で、かなり有力な手がかりになるのではあるまいかと思われる。しかし、これを個々の病像や病型に対応させて考慮することは、将来の課題として残しておきたいと思う。ここではただ、思春期の大きな特徴として、ノエマ的・「もの」的自己とノエシス的・「はたらき」的自己との分離・二重化が起こり、前者が後者によってつねに先立たれているということを確認することだけで、以下の考察のためには十分だろう。

二

思春期ないし青年期の精神病理を代表する病態をいくつか挙げるということになると、なんといってもまず精神分裂病の一群、特にその中核群とみなされる若年性の単純型および破瓜型の分裂病が筆頭で、続いて境界例、離人神経症、対人恐怖、それに女性では神経性無食欲症といったものが主なところだろうか。いま、こうやって思いつくままにいくつかの病名を並べてみてあらためて気付かされることは、それらすべてについていえる一つの基本的な共通点として、自己の二重化、精神的自己と身体的自己の乖離、あるいは自己の身体に対する異和感といった思春期そのものの構造特性が、あまりにもはっきりと見てとれるということである。

これらの病態はすべて思春期を「好発年齢」としている。しかしこの「好発年齢」ということばには、純粋な身体疾患についていわれる好発年齢の概念とは根本的に別の意味が属している。つまり思春期という発達段階とこれらの病態とのあいだには、単なる統計上の頻度の高さ以上の、もっと本質的かつ構造的な関係があるらしいのである。さらにいうならば、これらの病態に関する限り、特定の原因的病変がなんらかの事情で特に思春期に発生しやすいというようなことでなくて、思春期という人生の段階そのものが、特に格別の「病変」を必要とすることなく、それ自体でこれらの病態の「原因」となり条件となっており、それらはいわば思春期そのものの異常様態としてのみ存在しうるのだといってよい。逆にいうと、右に挙げたようないくつかの病態は、思春期との関係を抜きにしては考えられないものだということになる。

精神分裂病の基礎に自己の二重化があるということについては、すでに私自身[5]を含めて多くの人の指摘がある。ここでは、レインにおける「内面的自己《インナー・セルフ》」と「にせ《フォールス・》自己組織《セルフ・システム》」[3]、ブランケンブルクにおける「超越論的自我《トランスツエンデンターレス・イッヒ》」と「経験的自我《エンピーリッシエス・イッヒ》」[6]の二重構造に関する所説を想起しておくだけで十分だろう。しかし、このような自己の二重化の成因を探ってみると、その根底には自己の身体に対する深い異和感がひそんでいるのを見逃すことができない。

　私が従来から用いてきた言いかたでは、分裂病は自己の個別化の病であり、「私が私であること」の病である。小出浩之[7]氏が立ち入って考察しているように、分裂病者は自分自身であろうとして必死に努力しながら、結局はかえって自己の根底から他者の手中に落ちてしまう。他者との共通の世界に生きねばならぬという社会的必然性と、自己の不可侵の独立性を確保しようという個我の要請との間の弁証法的緊張状況が、前分裂病から分裂病状況にかけての全経過を特徴づけているといってよい。

　しかし、「私が私である」ということは「私のこのからだが私自身である」ことであり、「私が私のこのからだを通じて他者に姿を見せている」ことであり、さらにこの後者のヴァリエイションとして（自己は自己自身にとって一人の他者でもあるから）「私が私のこのからだを通じて自分自身に与えられている」ことでもある。しかしなによりもまず、私はほかならぬこの「私のからだ」という物質的存在であることによって、他者から物理的に独立している。私の身体は、このような多重の意味において私の自己の自己性、「私が私であること」を基礎づけている。

この基礎づけの多重性が、前節で述べた身体的自己と精神的自己との、あるいは「もの」《ノエマ》的自己と「はたらき」《ノエシス》的自己との乖離と二重化の根拠となっていることはいうまでもない。「私が私である」といういわゆる「自己同一性」は、実はこの根源的な両義性、自己存在の根底にある「存在論的差異」をマーヤーのヴェールで蔽った幻影的な同一性にすぎない。そして、この幻影的な自己同一性が思春期の激動に耐えられず、根底にある自己の二重性が露出して、ここから精神分裂病的な世界が開けてくるものと考えられる。

思春期において同一性の幻想が危機に陥るいきさつについては、身体面の変化だけではもちろん説明がつかない。この点に関しては、《子どもの行為は具体的・個別的他者にのみ向けられたもので、たとえその場に具体的な他人がいない場合でも、そこに想定されているのはたとえば両親とか先生とか友人達とかの具体的な他者に過ぎない》のに対して、《思春期とは……具体的・個別的他者の背後に他者一般が見えてくる時期、即ち他者が他者一般を担って現れてくる時期である》という小出氏の指摘は傾聴に価する。というのは、このような「他者一般」の出現という事態は、当然自己をいかなるものとして理解しているかという自己理解の変化に対応するものだからである。小出氏も右の文章に続いて《一方自己という側面についていえば、子どもの自己はいわばその都度その都度のものであって、抽象的な自己自身なるものは子どもには存在しない。他者一般に出会うに及んで初めて抽象的自己なるものが他者一般を前に照し出される》と書いているが、私はこの「抽象的自己なるもの」と「他者一般」との成立は厳密に同時的とみなすべきだろうと考える。

思春期以前の子どもにはそのつどの具体的な自己しか存在しない。ということは、子どもの自己はまだ完全に身体的個別性と同化しきっているということである。もちろん、子どもにはおとな以上に豊かで強烈な共感能力、周囲との感情交流の能力が備わっている。つまり子どもの心のはたらきは自他の区別を超えて拡がっている。しかし、子どもはそれを「自己」の相においては意識していない。子どもの世界はアニミズム的な生命感に溢れているが、子どもの自己はそれを自分自身との関係において体験するには、まだあまりにも現実主義的であり、身体と密着しすぎている。

ところが思春期に入るやいなや、自己も身体も俄かに超現実的な「兆候性」(中井久夫)をおびてくる。世界のアニミスティックな相貌は、ようやく自己内界の神秘な動きとの照応関係において予感的にとらえられるようになる。そして折にふれて——

西村洲衛男氏(8)がいくつかの例をあげているような——爆発的ともいえるほどの急激な「自己体験」のかたまりが襲いかかってくる。西村氏の引例をみてもわかるように、この種の「自己体験」は、純粋に内省的な自己意識というよりはむしろ世界体験、宇宙体験ともいうべきコスミックな拡散傾向を示す。この時期にいたってはじめて、自己はみずからのうちに窮屈な身体的個別性を超えて世界や宇宙との生命的共感に打ち震えるノエシス的な「はたらき」が住みついていることに気づくようになる。

自己が「自己」といわれうるのは、もちろん身体的個別性による他者からの区別をふまえてのことであり、一方また、ものごころついてから現在にいたるまでの経験主体の連続性——つまり、いまの自分は昨日の自分と同じ自分であり、さらには子どものころの自分と同じ自分であるという連続性——をふまえてのことである。しかし、このような他者からの分離と連続的同一性との相において「自己」と呼ばれているものは、結局は身体の物質的・物理的個別性に即して見られたノエマ的・「もの」的な自己にすぎない。思春期においてにわかに意識に登場してきて、ときには衝撃的な自己発見の内容となるような自己は、このようなノエマ的自己とは原理的に異質なノエシス的・「はたらき」的な自己である。

思春期においてノエシス的自己が発見されるといっても、それはノエシス的自己が思春期という成熟段階に至ってはじめて形成されるということではない。経験の次元でいうならばノエシス的自己は明かにノエマ的自己よりも後れて登場してくる。しかし「前経験的」・先験的《アプリオリ》な次元で見るならば、逆にノエシス的自己のほうがノエマ的自己に――歴史的にも構造的にも――先立っている。自己というものは、ほぼ三歳前後に位置づけられている経験的な自他分離の確立をまってはじめて活動を開始するものではない。自己はいわば自他分離以前、個別的自己成立以前の「先史時代」をもっている。この先史時代には経験客体としてのノエマ的自己はもちろんまだ成立していない。この時期において活動している前経験的自己、あるいはいうならば「前自己」は、のちに思春期に至って「再発見」されることになるノエシス的自己そのものなのである。ワロンからメルロ゠ポンティへと継承された見方における幼児の心性の自他未分性、周囲への無限定の拡散、世界とのコスミックな融合は、三歳前後から約十年間の地下生活を送ったのちに、思春期にいたって今度は「ノエシス的自己」として俄かに表面に登場してくる。あえて目的論的ないいかたをするならば、この幼児期から児童期にかけての十年間は、集団的・社会的生物であるところの人間が対他的社会生活に必要なだけのノエマ的自己を成長させるために、ノエシス的自己の活動を一時禁止している期間だとみることもできる。

思春期の嵐をなんとか乗り切った成人の経験構造においては、ノエマ的自己は自己身体の個別性と同一視されやすく、ノエシス的自己は身体を遊離して、時間・空間的に定位されえない一種の遍在性をおびた精神作用と同一視されやすい。しかし実際にはこの等式のように単純に割り切れるものではないことは、すでに指摘しておいた通りである。この単純化された等式構造こそ、十年間の「鎖国政策」が成功した結果確立された自己体制の基本法のごときものだろう。鎖国が解除され、政治犯が釈放されて、ノエシス的自己が再び日の目を見るようになる新体制誕生の動乱期に焦点を合わしてみるならば――思春期患者はそのための貴重な「生き証人」である――ノエマ的自己とノエシス的自己の対立と、身体と自己の対立との関係は想像を絶して複雑である。

自己の先史時代、ノエシス的自己の前身はまだ身体と一つであった。赤ん坊が物理的・空間的に閉じた物体として存在しているという客観的事実は、赤ん坊自身の――もしこういういいかたが許されるなら――「経験」にとってはなんの意味ももたない。「対自的」には赤ん坊の身体は世界に向って全面的に開かれている。周囲の人物や事物のすべてが、それが赤ん坊にとって意味をもつものであるかぎり、赤ん坊の身体を舞台にして生きている。

しかし、赤ん坊という物体が存在する以前、のちに「自己」とよばれる経験主体が住みつくようになるところの身体が形成される前には、ノエシス的自己の前身は何だったのだろう。これは果して荒唐無稽な問いだろうか。個人の生前や死後に個人と同じように個人的な実体的存在を想定するのは、もちろん荒唐無稽な空想だろう。しかし、個的に——つまり一イコール一の妥当する仕方で——存在しないということと、まるでなにもないということとは同じではない。個人の誕生以前に、あるいは禅の有名な公案を借りていえば「父母未生已前」に、一イコール一の自同律の妥当しないなにかが、もちろん「もの」としてではなく純粋の（つまり非物体的な）「はたらき」として、一種の遍在性として存在するという考えは、いっこうに荒唐無稽ではない。ベルグソンがエラン・ヴィタールというようなことを言ったのも、このあたりの感じをとらえてのことだったのだろう。エラン・ヴィタール（生命の飛躍）とは、生物を世代から世代へと進化せしめて行く内的衝動をさしている。

個人以前、父母未生已前の純粋なノエシスという場合、この「以前」の語はしかしながら単に「時間的過去」の意味だけに解されてはならない。われわれの経験に内在する過去現在未来の時間系列は、それ自体物質界の論理に従っている。物質を超えた純粋生命衝動のようなものを考えるときには、この論理はたちまちその拘束力を失う。

そしてわれわれは、現在居ながらにして生前を生き死後を生きるという境地に立つ。父母未生已前の自己は、われわれの日々の経験の直下にある。あるいはそれは、ハイデッガーのいうように、つねに自己に一歩先立っている。一歩先立ちながら、しかもそれは「そのつどすでに」あらかじめあったものとして「先験的完了態」の相にある。それは要するに、物質的身体的個人としてのわれわれが営むノエマ的世界についての経験に、背後からたえず生命的意味を補給し続けているノエシス的自己のことである。

このようにして――ノエマ的自己がはっきりとその成立史をもっているのに対して――ノエシス的自己は元来自己よりも古いものでありながらそのつどの自己を先導しているという超時間的・超現在的な性格をもつ。また、ノエマ的自己がつねに自己身体の居場所である「ここ」に定位されるのに対して、ノエシス的自己にとっては自己と他者、自己と世界の区別はいっさい存在しない。あえていうならば、それは自己と他者、自己と世界を含んでその周囲に無限に広がる「あいだ」の場所にある。

幼児期から児童期にかけてのノエマ的自己の形成・成長期に地下に潜行していたノエシス的自己は、思春期の開始とともに再び地上に姿をあらわす。注目すべきことには、このノエシス的自己の復活を触発するのは思春期の心理的変化であるよりも前に身体的な変化である。思春期の身体は、みずからの物質的論理とは相容れない、みずからと異質な原理であるノエシス的自己の出現を促進するような変化をみずからに課する。この変化がなかんずく性的機能の領域に発現することは、ノエシス的自己が——ベルグソンのエラン・ヴィタールがそうであったように——本来的には世代から世代への生命の継続を目的とする原理であることと無関係ではないだろう。ノエシス的自己の身体面への反映が「リビドー」と呼ばれるはたらきにほかならないのである。

ノエシス的自己をリビドーのはたらきと結びつけることによって、われわれは実はフロイトの理論との至近距離に位置している。フロイト的世界への通路はすでにはっきりと姿を現している。しかしわれわれはここでひとまず踏み止まろうと思う。われわれ自身の世界で解決しておかなくてはならない問題はまだあまりにも多い。

性愛において人間は個の世界を離脱する。リヒアルト・ヴァーグナーが『トリスタンとイゾルデ』でせつなく歌い上げたように、愛の真髄は個の永遠の死においてはじめて成就される。思春期における身体的変化が一義的に性愛の実現を準備する方向を示している以上、それまで個の世界に安住してきたノエマ的自己にとってこの変化が自己の破滅にもつながりかねない革命の前兆として感じとられることは容易に理解しうる。思春期に鎖を解かれるノエシス的自己は、このような身体の性愛化に導かれて、アポロ的個別性のヴェールを打ち破るディオニュソス的な原理として、幼いノエマ的自己に襲いかかる。こうして思春期は、「悲劇の誕生」の最高の舞台となる。

三

思春期以前の幼い自己の一重性は、個別性を否定して生命的自然への帰還を志向する性愛の原理に貫かれたノエシス的自己の目覚めによって、根本的な変革の要求をつきつけられる。それまでの現実主義的な自己意識の辺縁に、あるいはその背後に、超現実的でコスミックなアウラが立ち昇り、自己意識に奥行きと兆候性を与えはじめる。自己ははっきりと自己の二重化を意識せざるをえなくなる。ノエマ的自己とノエシス的自己、アポロ的原理とディオニュソス的原理、この互いに相反する両方向の弁証法的止揚の上に「私が私である」という自己同一性を確保するという困難な課題が、思春期の自己に課せられることになる。

精神分裂病をはじめとする思春期の精神病理学的危機の諸様態は、例外なくこの「絶対矛盾的自己同一」（西田幾多郎）の課題達成が全面的あるいは部分的に挫折した事態にほかならない。これらの病態のほとんどがはじめての不慣れな性愛体験を契機として開始されること、そのすべての局面に未来先取的、アンテ・フェストゥム的な時間構造がはっきり認められることなどからも、これらの病態が思春期そのものの危機的事態であることが読みとれる。さまざまの臨床的病像の違いは、患者がどのような対策を講じることによってこの危機を応急的に乗り切ろうとしているかの差異にすぎない。

たとえば精神分裂病においては、これまでもくりかえし述べてきたように自己の個別化がその根底から疑問に付される。ノエマ的自己とノエシス的自己との「絶対矛盾的自己同一」はもはや維持されえない。両者の弁証法的関係は、自己と身体との弁証法的関係を捲き込みながら、自己と他者、自己と世界の関係の解体・再編成へと向って急転回を示す。絶対矛盾的自己同一において「私が私であること」を維持しえなくなった自己は、たとえばノエシス的自己をノエシス的他者の相のもとに体験する。他者は特定の具体的人物として三人称的に問題とされるのではなく、自己性を奪われたノエシス的な「はたらき」として、匿名の遍在者として現れる。

《ぼくは自分で口を動かしているのではない。四次元世界のだれかがぼくの口を使ってしゃべらせるのです。だからぼくのこころは世界中につつぬけになってしまう。ぼくのからだのどこかに取り付けられている変な装置をはずしてください》と、ある思春期の分裂病者は、ノエマ的自己の自己同一を犠牲にする形でこの矛盾を解決しようとする。《ぼくのからだからなにか気体みたいなものが出て行って、それがだれかのからだに入り込むのです。そうするとその人はぼくの分身になる。宇宙戦争の映画でそういうのを見たことがあります。ぼくは宇宙人だと思う。宇宙人は何人いても一人なんです》——宇宙生成の原理である「気」が個人間においてはノエシス的なはたらきの媒体となるという東洋古来の考えについては、すでに何回[9]か述べたことがあるのでここではくりかえさない。

精神分裂病におけるこのようなラディカルな自己解体は、しかしながら一挙に唐突に出現するものではない。臨床的な分裂病症状が発現するのに先立って、自己がより内密な形で危機回避に努力するかなりの期間がある。この時期に自己が示す神経症的な防衛機制とのちの分裂病とが本質的に同一事態の連続であるという認識は、村上仁[10]によってすでに早くから示されていたことであるけれども、この同一事態が要するに思春期心性そのものに含まれる自己同一の危機であることは改めてくりかえすまでもない。

この前分裂病性神経症構造——その代表的なものとして登校恐怖、対人恐怖、離人症、強迫症などがあげられるだろう——と、分裂病に移行することなく神経症として完結した病態とのあいだには、すくなくとも意味方向上での差異はまったく存在しないといってよい。神経症構造がそれ自体独立した発展を示すか、一過性の前分裂病段階として来るべき分裂病にとって替られるかは、きわめて図式的に単純化すれば思春期危機の深刻さの程度を一つの変数とし、神経症構造の堅固さの程度をいまひとつの変数とする関数の形で表せる。二つの変数の値によっては「境界例」と呼ばれるような玉虫色の症状像が出現することにもなるだろう。

思春期の神経症・境界例・分裂病のいずれにも共通して現れる病態のひとつとして、離人症を取り上げてみてもよいだろう。この症状が独立の展開を示した離人神経症が思春期の精神病理を代表する病態の一つであることはいうまでもない。もちろん、広く「離人症」と称されている症状の中には退行期や老年期になってはじめて出現するものもあるけれども、その場合にはたいてい鬱病の部分症状としての感情喪失感の形で現れ、思春期初発の自己喪失感や外界の非実在感を中核とする離人神経症とのあいだには、微妙だが決定的な違いがある。

シルダー[11]以来、離人症の基礎構造として「過度の自己観察」ということが言われている。そしてしばしばそのモデルとして、熟知している文字をじっと見つめていると急にそれが不思議な見なれない形に見えてきて、文字としての実態がまったく失われてしまう、という周知の現象があげられる。この現象が実際に離人症という複雑な病態のモデルとして適しているかどうかについては疑問の余地なしとはいえないにしても、これはすくなくとも、われわれの熟知感と呼んでいるものがいとも容易に消失しうるものであることの見本にはなるだろう。そして、われわれが「自己」と呼び慣しているものは、すくなくともこれを対象的自己、「もの」としての自己の意味にとるかぎり、なんらの実体も持たぬ純粋な熟知感のかたまりのようなものであるから、そこからなんらかの事情で熟知感が撤去されたときには、「自己」はあとかたもなく消滅してしまうことになるに違いない。

離人症については、大橋一恵氏[12]がこれに「意地」の概念を手がかりにした考察を加えている。思春期の意地が自立と深くかかわっているという同氏の指摘は正しい。そして《自分の弱者性、敗北の予感……を否定し、自分を主張していく》のがそのような意地だとすれば、それは不断の集中的な自己観察によってのみ維持されうるものだろう。この努力の頂点において《力がフワッとぬけ》て、自己自身や外界の事物に関するいっさいの熟知感が突然に消失してしまう。

問題は、文字凝視のモデルにおいても離人症者の自己観察においても、その結果消失することになる「熟知感」とはもともと何なのかということだろう。それが個々の感覚器官を通じての感官知覚や知的作用としての認識や判断によって構成されるものでないことは、離人症者についての従来からの諸家の検索からも、文字凝視の自己実験からも明かだといってよい。ここで問題となっている「熟知感」とは、そのようなノエマ的対象構成にかかわるものではないのである。

この点に関して見落せないのは、古い離人症学説[13]が熱心に問題にしていた「筋肉感覚」と「感官感覚」との解離という考えかたである。知覚は純感覚的内容に能動的な「筋肉感覚」が伴うことによってのみ現実性格と熟知感をおびることができる。熟知感とは、この考えでいうと主体の側の「筋肉感覚」に対応する客体の側の一種の抵抗感だということになる。

熟知感・現実感が一種の抵抗感だという言いかたは、文字凝視の自己実験でも、その他日常の経験からも、非常によく理解できる。患者からもよく、《重さや固さの感じがない》とか《空間に奥行きがない》とかの表現で外界の「手ごたえ」の欠如が訴えられる。離人症において、この対象の「手ごたえ」をノエマ的相関者にするようななんらかの志向作用の欠落があるという想定は、十分に根拠のあるものとみなしてよい。

ただわれわれは、以前の器質論者たちのように各種の感官感覚と同等の資格でこれと連合したり解離したりしうるような、つまりそれ自体一つの個別感覚としての「筋肉感覚」のような身体機能を仮定する考えにはくみすることができない。むしろわれわれは、対象の側の熟知感や実在感に対応する志向的作用としては、アリストテレス以来「共通感覚」の名で呼ばれてきたはたらきを考えたいと思う。

「共通感覚」の精神病理学的な意味[14]、あるいは特に離人症の成因論に対する意味[15]についてはすでに別の機会に詳述したのでここではくりかえさない。われわれにとって重要なことはただ、共通感覚と呼ばれるものが世界に向っての自己の実践的・行動的な関与を媒介する志向的作用だという点である。われわれは共通感覚によってのみ、実践的・行動的関与の対象としての「世界」を志向的に構成することができる。共通感覚機能をわれわれの世界関与から除外して考えるならば、そこで構成されるノエマ的世界は単なる形態・大きさ・色等々の感覚刺激のモザイクに過ぎなくなり、そこから自己の実生活にとってのなんらの意味も親近性も感じとれなくなる。そしてそのような単なる感覚印象のみの世界こそ、離人症者によって経験されている世界以外のなにものでもないのである。

さて、共通感覚と呼ばれる実践的・行動的な世界関与によって「構成」されるもの、それは一般の感覚によって構成される事物的対象と同じ意味では「ノエマ性」を有していない。アリストテレスも引いている「甘さ」という感覚についてみると、たとえば砂糖という物質の化学的刺激による生理学的な味覚と、甘美なメロディーを演奏しているヴァイオリンの音刺激による生理学的な聴覚とに共通して「甘い」という共通感覚が成立している場合、この「甘さ」は主体的自己に対して感覚対象として対峙しているのでもなければ、自己の志向作用が感覚与件に基づいて構成したノエマ的な意味でもない。そこではむしろ、自己主体そのものがこの「甘さ」の中でみずからを発見し、「甘い」というありかたにおいて自己を理解している。つまり自己は「甘さ」の中へ出立って、「甘さ」の側に、つまり自己の外部にみずからの存在を見出している。この意味において、「甘さ」はむしろ自己のノエシス的なはたらきの根拠であり主体なのであって、そこで発見される自己のほうがむしろある意味では「甘さ」のノエマとして、「甘さ」によって構成されるといってよい。

離人症において問題となる世界の熟知感が共通感覚によって感じとられるものだという見方をとるならば、この熟知感はそこでノエシス的自己がみずからを見出し、みずからを理解している自己の根拠だということになる。西田幾多郎が《物来って我を照らす》と言ったのはこの事実を表現したものにほかならない。さきに思春期におけるノエシス的自己の自己発見が、むしろ世界体験、宇宙体験ともいうべきコスミックな拡散傾向を示すと書いたのも、その意味において理解されるべき事態である。ノエシス的自己は、つねに世界の側から触発される形でのみ、みずからを見出すことができる。そして、離人症において世界の熟知感が失われ、世界の「手ごたえ」がなくなるのとともに、ノエシス的自己はその存在の根拠を失って、自己は虚無性においてみずからを見出さざるをえなくなる。

離人症はこのようにして、思春期においてそれまでの幼い自己の同一性を危機に曝すノエシス的自己の目覚めに直面して、自己が応急的に共通感覚の機能を停止してノエシス的自己を消去した事態と見ることができる。その限りにおいて、離人症はさらに深刻な自己解体の危機を予防するための防衛機制としての意味をもちうるのである。

離人症にかぎらず、思春期に「好発」する神経症症状はすべて自己の全面的解体を防止するための合目的的な心理機制と解することができる。それらのうちでも、ことに対人恐怖症は「赤面」、「醜形」、「自己視線」、「自己臭」などの自分の身体的特徴を恥じたり嫌悪したりするという形で、自己がそのような身体的存在として世界に——人前に——現れ出ているという現実に対する激しい呪詛が語られる。これはいわば、ノエマ的自己とノエシス的自己との二重化に対するとまどいが、「部分が全体を代理する」(pars pro toto) という形式で身体の一部あるいは一特徴に集約され、それによって全面的な自己解体が回避されている事態と考えてもよい。対人恐怖の症状に選ばれる身体部分が、顔、視線、体臭など、特にノエシス的・相貌的なコミュニケイションの窓口となりやすい部分であることは注目に価する。

対人恐怖症が他人の眼に触れるかぎりでの自己の身体、つまり対他身体への嫌悪だとすれば、思春期の少女にほぼ特有の病態である神経性無食欲症では、滝川一広氏も[16]その基本主題の一つとして論じているように、自己が自分の身体を受け容れることができず、《できればこれを無化したい》という願望を示す。それはいわば自己自身にとって存在感、重量感として——それも滝川氏も指摘しているように単なる容積や重量という量的な意味ではなく、慣性をもった物体として存在しているという自己にとって不如意な事実の意味で——知覚されるかぎりでの対自身体に対する忌避である。滝川氏は身体を、自己実現の媒介としての可能性の意味と、自己にとり不本意で不如意な制約ないし不可能性の意味との二重の構造を備えた《自己の枠組》としてとらえているが、これと同じ構造は身体だけではなく、ノエシス的自己にかかわるいっさいのノエマ的規定についてひとしく言えることである。

思うに、思春期病理にかぎらず、人生の成熟段階と密接に結びついた――いわゆる「内因性」の――諸病態についておしなべて言えることは、それらの病態の窮極の根源が「自己が身体としてしか存在しえない」という一点に帰着するということである。自己とは、元来はいかなるノエマ的対象化をも拒む純粋にノエシス的な「はたらき」であり、なんらの固定点をもたずに随所に主となる絶対に自由自在の志向性である。しかし、そのような自己が個的存在としてこの世に実存しうるためには、自己は不本意ながら身体的存在という、したがってまた時間的・空間的存在というノエマ的限定をこうむった「もの」とならねばならぬ。「自己で有《あ》る」ことは、「自己を有《も》つ」ことにおいてしか実現されえない。

自己は本来自己とは異質の存在性格をもつ身体を「所有」することにおいてしか、自己として現実に「存在」することができない――この一事があらゆる内因性病態の、そして特に尖鋭的な姿で思春期病態の根源を形成する。精神分裂病も、境界例も、離人症も、対人恐怖も、神経性無食欲症も、その他すべての思春期固有の神経症も、この一点においては相互になんの区別もない。各病態の区別が生じてくるのは、自己がこの所有と存在の弁証法的緊張をいかなる仕方で止揚するかの差異のみにかかっている。その意味においては、「正常」あるいは「健康」と呼ばれている思春期の生きかたも、同じ矛盾の止揚の一様式にしかすぎない。思春期患者は、われわれがひとしく解答を迫られ、解答を出している同じ問題に対して、現代の社会生活にとってはさまざまな程度に不利な（しかしそれ自体けっして間違っているとはいえない）解答を出しているだけのことなのである。

（1）木村敏「いわゆる「鬱病性自閉」をめぐって」、笠原嘉編『躁うつ病の精神病理Ⅰ』、弘文堂、一九七六年（『木村敏著作集3』〔弘文堂、二〇〇一年〕、『自己・あいだ・時間』〔ちくま学芸文庫、二〇〇六年〕収録）。
（2）木村敏「分裂病の時間論」、笠原嘉編『分裂病の精神病理5』、東京大学出版会、一九七六年（『木村敏著作集2』〔弘文堂、二〇〇一年〕、『自己・あいだ・時間』〔ちくま学芸文庫、二〇〇六年〕収録）。
（3）R・D・レイン『ひき裂かれた自己』、阪本・志貴・笠原訳、みすず書房、一九七一年。
（4）Binswanger, L.: Drei Formen mißglückten Daseins. Tübingen 1956.
（5）木村敏『分裂病の現象学』、弘文堂、一九七五年。
（6）Blankenburg, W.: Der Verlust der natürlichen Selbstverständlichkeit. Stuttgart 1971（『自然な自明性の喪失』、木村・岡本・島訳、みすず書房、一九七八年）。
（7）小出浩之「分裂病からみた思春期」、中井久夫・山中康裕編『思春期の精神病理と治療』岩崎学術出版社、一九七八年。
（8）西村洲衛男「思春期の心理」、中井久夫・山中康裕編『思春期の精神病理と治療』岩崎学術出版社、一九七八年。
(9) 例えば、木村敏『人と人との間』、弘文堂、一九七二年。
(10) 村上仁『精神分裂病の心理』、弘文堂、一九四八年(村上仁『精神病理学論集Ⅰ』〔みすず書房、一九七一年〕に再録)。
(11) Schilder, P.: Selbstbewußtsein und Persönlichkeitsbewußtsein. Berlin 1914.
(12) 大橋一恵「思春期の離人症」、中井久夫・山中康裕編『思春期の精神病理と治療』岩崎学術出版社、一九七八年。
(13) 例えば、Storch, E.: Muskelfunktion und Bewußtsein. Wiesbarden 1901.
(14) 木村敏『異常の構造』、講談社現代新書、一九七三年(『木村敏著作集6』〔弘文堂、二〇〇一年〕収録)。
(15) 木村敏「離人症」、『現代精神医学大系、第三巻B、精神症状学Ⅱ』、中山書店、一九七六年。
(16) 滝川一広「思春期における食事の障害」、中井久夫・山中康裕編『思春期の精神病理と治療』岩崎学術出版社、一九七八年。

存在論的差異と精神病

一

精神の病を、生物学的個体としてのヒトの内部に生じている病的機転としてではなく、人と人との間に出で立つ存在である人間が、自己自身と世界とに向かって——そしてなによりもまずこの「間《あいだ》」に向かって——関わり続けている関与の軌跡としての人生の苦境として理解しようとする「人間学的精神病理学」は、その成立に際して多くの哲学者の思索にその方法的基盤を求めてきた。その最も実り豊かな一例が、ハイデッガーの哲学に拠り所を見出したルートヴィヒ・ビンスヴァンガーの「現存在分析」であったことは、衆目の一致するところである。ビンスヴァンガーの死後、現存在分析の正統的な後継者としてはヴォルフガング・ブランケンブルクがいる。この狭義の現存在分析以外にも、A・シュトルヒを初めとして、E・シュトラウス、V・フォン・ゲープザッテル、J・ツット、C・クーレンカンプフ、W・フォン・バイヤー、H・テレンバッハ、M・ボスなど、ハイデッガー哲学から大きな影響を受けてそれぞれ独自の学説を展開している学者も多い。

古典的精神分析が、その守備範囲をもっぱら神経症の症状形成の問題に限定して、精神病の領域への接近を用心深く避け、ときに、精神病を扱う場合にも、これをいわば一種の「重症神経症」とみなして、いっさいの文脈を神経症病理に翻訳した上で解釈しようとする顕著な傾向を有していたとするならば、これに対して現存在分析は、最初から明確に精神病に照準を合わせていた。ビンスヴァンガーもブランケンブルクも、あるいはそれ以外のハイデッガーの影響下にある精神病理学者たちも、そのほとんどが精神病、ことに精神分裂病を最も得意なレパートリーとしていることには、なんらかの重大な意味が秘められているに違いないと思われる。

神経症と精神病との違いをどこに求めるかという問題は、それ自体われわれの立場からの考察の核心に触れる基本的な論点であって、ここで軽々しく通俗精神医学的な区別を持ち出すのは危険きわまりないことではあるけれども、ここだけの議論に限ってごく暫定的な答えかたをしておくならば、神経症においては表面的にそれほど問題になってこない自己の自己性、あるいは「自己が自己としてある」という自己存在の、自己帰属性ないし自己同一性が、精神病にあっては顕在的かつ全面的に疑問に付されている、と言っておいてよいだろう。

神経症の病理が、意識・無意識、あるいは自我・超自我・エスといった、いわば物象化された心理機構についての準客観的・対象的な因果思考でもって説明可能とみなされてきたのに対し、こと精神病の特異的な病理を明らかにするためには、自己が他者に対し、世界に対し、あるいは自己自身に対して確実に自己自身でありうるための存在論的な根拠が主題的に問われなくてはならない。そこでは、客観的・対象的・因果論的な思考の到達範囲を遥かに超えた根源的な領域に対する的確な通路づけの必要が生じてくる。

正常人の日常的・常識的な経験の地平においては、自己と他者、自我と非我との間には明確な一線が画されている。両者はそれぞれ独立の実体として経験されている。我と汝の出会いといっても、それは所詮あらかじめ失われた一体性への儚《はかな》い郷愁にすぎないし、相互作用的コミュニケーションというような仮説を立ててこの間隙を埋めようとしても、それは厳然として両者を分かっている空間をへだてての間接的な情報交換であるにすぎない。個人の精神内界は、そこでは原理上、他者の存在をなんらその構成分として必要としない閉じられた一つの自律系と考えられる。他者は、刺戟反応図式に従ってこの系の内部に変化をもたらす外的な作用以外のなにものでもない。古典的精神分析の視界内にある神経症の病理は、その大筋においてはこの常識の認識に従った自律的心的装置を舞台として展開されているといってよい。

他方、精神病の場合には、他者に対する自己の独立性、自己完結性が、あるいは系としての精神内界の自律性が、すでに意識的な体験内容についてすら成立しえなくなっている。分裂病の体験では、自己はたえず他者の監視のもとにあり、自分の考えや行動についての他者からの中傷や批評の声を聞き、最も内密なものであるはずの自分の心が外部に洩れて世間に暴露され自分の意図や行為が他者から指令されたり操作されたりする。ビンスヴァンガーの表現を借りれば、「現存在は……自立的・自主的な自己として生きることを放棄し、自己ならざる現存在の力にみずからを引き渡し(1)」、「私を思うままに動かし、私を使って自分のしたい放題のことをする」ところの他者たちの生贄《いけにえ》となる(2)。あるいはクーレンカンプッによれば、現存在はその「立場」を失い、他者によって「安全を奪われ、境界を取り去られ、圧服される(3)」。

精神病においては、自己と他者との境界に混乱が生じ、自己が自己性を失って他者に隷属すると同時に、他者もまた他者性を失って自己の内界に立ち現われてくる。ここでは存在者としての自己がどうあるか、存在者としての他者がどうあるかということよりも、自己が自己である、自己としてあるということ、他者が他者である、他者としてあるということそれ自体が疑問に付されている。

自己の存立、自他の区別の根底にまで拘《かか》わるこのような精神病的事態が、常識的日常性の論理や古典的精神分析の視野を遥かに超えたものであることは明らかである。精神病の病理学は、この事態を考察するための手掛りとして、全く新しい思考の枠組を必要とした。この新しい枠組は、存在の存在様式への着眼を超え出して、存在者を存在者たらしめている存在そのもの、つまり「……である」とか「……がある」とか「……にある」とかのさまざまの言いかたでわれわれが日常なんとなくわかりきったこととして理解している「ある」ということそれ自体への問いを可能にするものでなくてはならなかった。そしてそのための新しい視野を提供したのが、人間という存在を「みずからが存在することにおいて、あるということ自体と関わっているような」[4]卓越した存在者として、これを考察の出発点としたハイデッガーの哲学であった。

二

精神病、ことに精神分裂病が、自己の自己性に拘わる危機的な事態だということは、単に精神病者の体験内容や体験様式の異常についてのみ言いうることではない。つまり、自己の自己性は、病的体験として把握可能な精神病症状が発現した時点ではじめて疑問に付されるわけではないのである。

さきにも触れたように、精神病的体験においては、自己は絶えず他者からの監視や干渉を受け、日常的な常識の世界では自明のこととされている自他の間の明確な境界がつねに震憾されている。精神医学の教科書に「妄想幻覚症状」とか「自我障碍」とかの用語で書かれているこれらの症状は確かにこの上なく雄弁であり、精神病において自己がいかに深刻な打撃を蒙るものであるかについての興味深い材料を提供してくれる。世間一般で狂気の名のもとに理解されている現象も、文学者や哲学者の関心の的となっている狂気も、まずたいていの場合にはこういった体験面での異常であったり、あるいはそれを背景として表面化する行動面の異常であるといってよい。

しかしながら、このような精神病者の体験の異常やそれの行動面への表出の異常のみから精神病の本質を論じるのは、全面的に誤っているとはいわないまでも、すくなくとも極めて不十分な見方だといわなくてはならない。臨床的に見ても、妄想幻覚症状や自我障碍のような、ふつうは「分裂病症状」として記載されている症状は、けっして精神分裂病に特異的な症状ではないのであって、例えばごく一時的な中毒性精神病とか、躁鬱病性の精神病とかの場合にも稀ならず出現する。逆に言って、このような形での分裂病症状をほとんど見せないような、いわゆる「寡症状性」の精神分裂病もいくらでもある。したがって、精神分裂病において自己の自己性が疑問に付されるという事態を存在論的に考察しようとするためには、病者の体験面における自己性の障碍からの推論では不十分であって、体験以前のいわば超越論的な存在構造における自己性の根拠を問題にして行かなくてはならないことになる。

分裂病者の病前歴をくわしくたずねてみると、ほとんどの病者は、明白な精神病症状を発現するかなり以前から、すでになんらかの形での性格変化や生活様式の偏倚を示していたことがわかる。それらの変化は、その時点で観察される限りでは、まだ正常の範囲を大きく逸脱するものとはいえない。したがってそれは、その時点ですでに家族や精神科医の注意を惹くことはまれで、のちに明白な精神病症状が発現してきてはじめて、その前駆期であったことが確認される程度のものでしかない。それは例えば、それまで従順で控え目な性格だった子供が急に反抗的になって過激な自己主張を始めたり、明朗で屈託のなかった青年が人生の問題を深刻に考えはじめて、難解な思想書に読みふけるようになったり、一念発起したように綿密な日課表を作製し、それを強迫的に遵守して一流大学をめざしたりするという類の変化である。

一般的にいって思春期に多く見られるこの種の「前分裂病性」の変化の背後には、自己自身や世界との関係がそれまでのような無問題的な自明性を失って、よそよそしく馴染み難いものに見えてくるという、一種の現実離隔状態が潜んでいる。のちの分裂病者がすでにこの発病前の時期に示す思いつめた態度は、疎遠になった現実との間に深淵のように口を開けた真空地帯を埋めようとする必死の努力であるようにみえる。

この現実からの離隔、つまりE・ミンコフスキーの言葉を借りていえば「現実との生命的接触の喪失」は、そのまま体験面における自己の自己性の不確実さにつながっている。自己が自己自身であるということが確実な体験的所与となりうるためには、自己は現実に対して確かな手応えのようなものを——それもけっして異物感としてではなく、慣れ親しんだ感触として——保持していなければならない。現実とのこの生命的な親しさは、右の自己性の超越論的根拠といったものに対応している。この現実との接触の親しさが失われるとき、自己の自己性は根底から動揺にさらされることになる。

ハイデッガーが現存在を「世界内存在」として規定したとき、この「内存在」つまり「内にあること」(In-sein) の意味は、「……のもとに住み慣れていること」(Wohnen bei...) であり、「……と馴染んでいること」(Vertrautsein mit...) であった。[5] ハイデッガーのいう「現存在」とは、単に人間という存在者を表記する用語ではなく、「自身そのつどみずからの《現に》をある」(ist selbst je sein Da)[6] ところの存在者を意味しており、現存在者がみずからの「現に」をある二つのありかた、それも等根源的な二つの構成的なありかたが、「情態性」(Befindlichkeit) および「会得」(Verstehen) と呼ばれている[7]ことは、ここで改めて書くまでもない。

　現存在が前分裂病的な時期においてすでに現実との生命的接触を失い、現存在にとって現実が馴染めない異物と化しているということは、現存在が世界の「内にあり」、みずからの「現にをある」そのありかたが根本から危機に曝されているということである。現存在の情態性は「味気なさ」という無情態性となり、会得は「非自明性」という会得不能にまで反転される。現存在の「現に」がこのように空虚化され、親しさを失って、これが現存在自身によって述語的に自覚されるとき、この自覚は必然的に自己性の稀薄さ、不確かさという意味方向をとらざるをえないだろう。分裂病者は、その顕在的な症状発現に先立って、すでに超越論的な自己性の稀薄化に直面しているのであって、この時期にみられる緊張をはらんだ努力は、現実に根をおろすことのできない自己の不確かさを立て直そうとする懸命の試みとみることができる。

　このような観点に立つならば、すでに発病した精神病の状態においても、いわゆる妄想幻覚症状や自我障碍の形で体験される自己性の危機をそのまま窮極的な事態とみなして、これの分析でもって事足れりとするのではなく、これをいま一歩掘り下げて、精神病発病以前から続いている超越論的自己性の不確実さ、あるいは現実からの離隔や現存在の自明性喪失との関連において問題にしなくてはならないことは明らかだろう。病的体験の分析のみに終始する「意識の現象学」の立場からは、他者による自己の主体性の簒奪という異常な事態の発現は、それまでの自己の同一性を根底から覆《くつがえ》すまったく新しい局面の展開を意味することになるかもしれない。しかしいまこれを、現存在が発病前からの同じ基礎的・超越論的な危機に対して、それまでとは異なった、より徹底的な対抗策を講じたものとみるならば――つまり、それまでの日常性の枠内での自己補強の努力を放棄して、こんどは完全に非日常的・超現実的な手段に訴えて自己を救済しようとする試みであるとみるならば、これは本質的にはなにも新しい事態の発生を意味することにならない。両者の基礎には、同じ一つの障碍が、つまり自己性の超越論的根拠にかかわる障碍が考えられなくてはならないのである。

ここに至って、私がこの論文のはじめに提示しておいた神経症と精神病との便宜的な区別も、改めて再検討を必要とすることになる。神経症においては表面的にそれほど問題になってこない自己の自己性、自己存在の自己帰属性ないし自己同一性が、精神病にあっては顕在的かつ全面的に疑問に付されている、とそこで書いたことは間違いではない。しかし、自己の自己性に拘わる障碍が、表面的あるいは顕在的に認められるかどうかによって、神経症と精神病とを異なった二つの事態とみなしてしまうのは、臨床的にはともかく、存在論的あるいは人間学的な精神病理学の立場からは正しくない。神経症者のうちには――もちろんその全部ではないにしても――基礎的・超越論的な地平では分裂病者と同一の自己性の不確かさを有しているものもあるのであって、両者の臨床的区別は、ただそれぞれにおいて病者がどのような手段でこの基礎的な障碍に対抗しているかの違いであるにすぎない。分裂病者が体験面における非日常的な「自己の非自己化」によって危機を逃れているのに対して、神経症者は強迫行為や限局的な恐怖症状などによって、自己性の不確実という基本的かつ全面的な危機をいわば局地化して、全体の崩壊を防いでいるのだと見ることもできるのである。

ハイデッガー哲学の真髄が存在者の存在から存在それ自体への超越にあるのであるならば、精神病理学がハイデッガーから学ぶところもまた、単に彼の巧みな造語を借用することではなく、病者や精神科医が意識の内容あるいは観察の対象としてとらえている個々の異常を超えて、それらの異常を成立させている根拠としての超越論的な自己存在の異常に眼を向けるということであるだろう。存在それ自体が個々の存在者の事実的な有無とは無関係なものであるのと同様に、この超越論的自己の異常も個々の精神症状の有無とは全く無関係に考えられうるものでなくてはならない。症状の上では完全に正常な健康者が、基本的には分裂病者と同様の超越論的自己の不確かさを有しているということも、実際にありうることなのである。われわれの関心は、症状としての精神病の理解に向けられるのではなくてとりわけ精神病者において危機に曝されているところの「自己の自己性」の存在論的構造に向けられている。

三

存在者の存在（Sein des Seienden）と存在〔あるということ〕それ自体（Sein als solches）との違いを、ハイデッガーは「存在論的差異」（ontologische Differenz）と名付けている。いまさら言うまでもないことだが、彼のいう存在それ自体とは、個々の存在者にその属性のように分配されている存在ではなく、したがって個々の存在者が存在するかしないかに拘わるような存在ではなくて、個々の存在者がたまたま実際に存在するかいなかとは全く無関係な、それでいてそれなくしては存在者が存在者といわれないような規定である。

われわれは日常、さまざまな仕方で存在者と交渉をもっている。それらの存在者は、もちろんそれぞれに固有の存在をもっている。たとえばこの机の存在は、この机が実際に存在する限りにおいてのみ存在するのであって、この机が存在しないときには存在しない。存在者の存在は、存在者自身と去就を共にしている。しかしいまわれわれが、ここに机がある、これは私の机である、この机は窓ぎわにある、机は木でできている、などという場合、このがある、である、にある、いるなどの言葉は、単に物理的に存在者と不可分の関係にある存在以上のなにかを言い表わしているようである。つまりそれはわれわれの側からのその存在者への関わりのようなものを、あるいはそのような関わりの場を開いている生きたわれわれ自身の関心の広がりというか、その存在者と関わっているわれわれ自身があるということというか、いずれにしてもそういったわれわれ自身の側の事情のようなものを言い表わしているように思われる。これらの「ある」は、存在者とともに移動するものというよりは、いわば一種の場所あるいは土台のようなものであって、あるものがその場所の中に出現し、その土台の上に乗っている限りにおいてのみ、そのものが「ある」ということがいわれ、そのものが「存在者」と呼ばれうるのだといってよい。このような意味での「ある」のことを、ハイデッガーは「存在それ自体」、「あるということ自体」と呼んで、これを「存在者の存在」から区別したのである。

別の言い方をすれば、われわれ現存在がいろいろな存在者と関わる場合、われわれは「ある」ということをあらかじめ理解し、会得している。この理解ないし会得は、現存在自身があることと一つの根源で結びついた、まったく直接的な、いわば生命的な理解ないし会得である。個々の存在者を或る意味で度外視して、それらの存在者がいろいろの仕方で「ある」と言われうることを可能にしている「あるということ自体」を、開けの場所として、あらかじめ——つまり存在者との出会いに先立って——設定するということは、現存在の本質的な営みに属している。

「現存在の特筆すべき特徴が、あるということを会得しながら存在者と関わる点にあるとするならば、存在論的差異を事実的に成立させている《差別しうる》ということは、そのこと自身の可能性の根源を、現存在の本質の根拠のうちに確保しているのでなくてはならない。存在論的差異のこの根拠を、われわれは先取的に、現存在の超越と名づける(8)」。すでに引いたように、現存在とは「みずからが存在することにおいて、あるということ自体と関わっているような」特別な存在者なのであるから、存在論的差異を可能ならしめている根拠は、現存在自身の存在のうちに、つまりわれわれ自身があるということのうちにある。われわれの存在とは、みずからが存在することにおいて、存在者と存在それ自体、あるところのものとあるということ自体との間に差別を作り出しているような、つまりそれ自身において差異化の動きを含んでいるような存在である。

ハイデッガーは、この差異化の動きを「超越」と名づける。このような超越の理解において、われわれにとって決定的に重要な次の言表がなされる。「超越において現存在ははじめて、みずからそれであるところの存在者に、つまり自己《自身》としての現存在に到達する。超越が自己性を構成する。しかし超越はやはりけっしてまず自己性のみに拘わるのではなく、それと一つのこととして、現存在《自身》ではない存在者にも拘わる。より正確にいえば、超越において、また超越を通じて、存在者のうちではじめて、だれが《自己》であるか、《自己》がいかにあるか、そして何が《自己》でないかが区別され決定される」(9)。

超越において現存在ははじめて、みずからそれであるところの存在者に、つまり自己自身としての現存在に到達する——この言表は注目すべき両義性を含んでいる。しかもそれは、概念の不分明さといったことに由来するのではなく、事柄それ自体にとって本質的な両義性である。現存在はここで、超越において自分自身としての存在者に、つまり存在者としての自己に到達するといわれている。ところが一方、超越において現存在は存在においてはほかならぬこの存在者が超えられるのであった。超越において、現存在は存在者としての自己になると同時にそれを超えている。現存在自身に関しては、自己という存在者と自己の存在自体との間の存在論的差異は、二つの別個の本性の間の差異としてではなく、自己それ自身にとって構成的な「内的差異」(différence interne —— G・ドゥルーズ[10])として考えられなくてはならない。メルロ＝ポンティが主題的に取り扱っている実存の両義性をはじめとして、現存在にまつわる一切の両義性の根底には、自己という存在者と自己の存在自体との間の、つまり「自分というもの」と「自分ということ」との間の基本的な内的差異を産出する超越がはたらいている。

存在論的差異の根拠としての超越への着目によって、自己の自己性ないし自己同一性を存在論的に解明する手掛りがはじめて与えられる。自己の自己性ないし自己同一性とは、自己が単純に自己自身と一つであること、あるいは自己がそれ自身の内部に矛盾を含んでいないことを意味する概念ではない。「二つのものが同一だというのはナンセンスである。一つのものがそれ自身と同一だというのは、まったくなにも言ったことにならない[11]」(ヴィトゲンシュタイン)。自己同一性ということがなんらかの積極的な意味をもちうるためには、それは自己自身のうちにおいて差異が差異のままで同一ということでなくてはならない。現存在の超越は、存在論的差異を可能ならしめる根拠として、自己を内的差異として構成しながら、この差異が差異としてさしはさまれる「二つのもの」のあいだに、差異と同時に同一性をもさしはさむ。このことによって、自己という存在者と自己の存在自体とのあいだには超越としての自己性がさしはさまれる。

自己という存在者が自己という存在者であり、一方自己の存在自体が自己の存在自体でありうるのは、この両者の間に自己性ないしは同一性がさしはさまれる限りにおいてである。この自己同一性がさしはさまれなかったならば、自己という存在者は単なる無名の「もの」にまで形骸化し、自己の存在自体は単なる無規定な「こと」一般にまで拡散してしまうことになるだろう。自己の自己性とは、自己の身体的存在に拘わる「もの」と「こと」、存在者と存在それ自体の間の存在論的差異を絶えず止揚しつつ、そこに絶えまない統一の動きを産出している超越のはたらきそのものである。「超越において現存在ははじめて、みずからそれであるところの存在者に、つまり自己自身としての現存在に到達する」という命題は、ほかならぬこのことを意味しているものとして読まれなくてはならない。

四

精神病において自己の自己性、自己同一性が疑問に付されるというとき、それがふつうに考えられているように体験面における自己の自己帰属性、あるいは存在者としての自己の同一性の障碍としてではなく、超越論的な自己性の危機として理解されなくてはならないことは、すでに述べた通りである。そして、これもこれまでに見てきたところから、この超越論的な自己性の危機が、自己という存在者と自己の存在自体とのあいだの存在論的差異を可能にし、同時に両者の同一性をも可能にするところの現存在の超越に拘わるものであることも明らかだろう。

ふつうに「自己」の名のもとに考えられている存在者、つまり「自己というもの」の存在は、自己の身体的存在と不可分に結びついている。確かにそれは、身体的自己の存在規定である「いま・ここに」には拘束されず、任意の過去や任意の未来にも表象しうるものであるし、それに伴って空間的にも任意の位置づけが可能である。しかし、それがどのような時間・空間に定位されようとも、そのつどの身体的存在を遊離した存在者自己を考えることは端的に不可能である。死後の霊界における自己の存在といったことを想像する場合にすら、それは奇妙に逆説的な仕方で身体的自己の表象を伴っている。

自己が存在者として存在する場合に、身体的存在という姿をとらざるをえないということは、他者にとって可視的な、「だれ」として同定可能なものたらざるをえないということである。自己が存在者として自己であるということには、自己が他者にとって他者であるという意味が含まれている（この点に関しては和辻哲郎[12]と坂部恵[13]によるすぐれた考察がある）。

身体的存在者としての自己はこのようにして他者にとっての他者であるけれども、自己はみずからをそのような存在者としている限りにおいて、自己自身にとっても他者性を帯びている。現存在は、いろいろな内世界的存在者と関わるのと同じ意味で、この他者性を帯びた存在者としての自己自身とも関わっている。つまり現存在は、さまざまな存在のもとにある（Sein bei...）のと同様に、自己自身ではない存在者としての自己自身のもとにある。

ところで、現存在が自己自身ではない存在者としての自己自身のもとにあり、それと関わる仕方は、通常は「所有」と「負課」の様態においてである。現存在はそのような存在者としての自己を自己の身体存在において現前する自己として所有している（haben）。しかし、道具などの事物的存在者との関係と違って、現存在はみずからの自己という存在者を随意に手離すことも交換することもできない。現存在は、身体的存在者である限りにおいて、この存在者としての自己の中に投げ入れられている。この被投性において、現存在はみずからの存在者自己であらねばならぬ（zu sein haben)。こうして、存在者としての自己は現存在自身にとっての負課となる。

ふつう健康者において、存在者としての自己の他者性や非自己性、存在者としての自己に対する所有や負課の関係がさほど表面化しないのは、存在者としての自己と自己の存在自体との間に、つまり自己というものと自己であるということとの間に、差異と同時に同一性がさしはさまれているからである。言いかえれば、現存在が超越においてみずからそれである存在者に到達しているからである。超越が存在論的差異を可能にしている限りにおいてのみ、自己はみずからの存在者自己でありうる。

多くの分裂病者は、精神病症状発現以前から、みずからの存在者自己の存在に対して強い忌避的な態度を示す。例えば、みずからの両親の子供であることを忌避し、自分が男であること、女であることを忌避し、自分の容貌を忌避し、ときには身体的存在者として存在していることすらも忌避する（ビンスヴァンガーの有名な症例エレン・ヴェスト[14]がその例である）。ほとんど必発症状ともいえる彼らの強い自殺願望は、みずからそれと同一化しえない存在者自己を所有し、そのような自己であらねばならぬという負課に耐えられずに、これを決定的に抹殺したいという願望である。彼らは存在者としての自己自身のもとに自明な直接性をもって安住することができない。自己が現にいまある通りの存在者としてあるという現実との生命的接触が失われて、存在者としての自己が馴染めない異物と化している。そこには、超越としての自己の自己性の明白な機能不全を読みとることができる。

これが、はっきりした精神病症状発現後になると、自己の存在者自己との関係はいっそう危機的な姿をとる。存在者自己は、単なる不快な異物というだけにはとどまらず、その他者性をむき出しにしてくる。あるいは、存在者自己はその中で自己性と他者性とが相剋し、自己性が他者性に圧服される舞台となる。次に示すのは、著者が最近診察したある分裂病者との会話の一部である。

自分の中に他人の顔がはいってくる……

自分が他人の顔を取っちゃって……

自分の中に他人の顔と自分の顔がある、そういうことが一週間位つづいた。

(他人の顔が自分の中にあるとどうなる?)

自分の才能がのばせない。

(才能?)

能力のこと、現実に対処する力……

対処力が弱いから自滅するというか……

(他人とは?)
不特定個人というか、不特定他人というか……

この患者は、以前から自分の顔に対していいしれぬ不快感を抱いていた。いまでも彼は、ときどきグロテスクなまでに大きい黒目鏡をかけて診察室に現われる。自分にそぐわないマスクである自分の顔を、さらにマスクをかけることによって隠蔽しているのである。精神病は、彼にいまひとつの、より徹底的な仕方でこの苦境を脱する手段を与えた。それは、自分の着けているマスクが自分自身の顔ではなくて他人の顔だという解決策である。しかも、それは特定の他人の顔ではない。「不特定個人」の、「不特定他人」の顔である。それによって、「顔」によって代表されているこの患者の存在者自己は、自己性を奪われて単なる無名の「もの」にまで形骸化する。右の会話に見るように、この「顔の無名化」は部分的にしか起こっていない。この患者は大学生で、こういった症状を抱きながら講義への出席は欠かしていない。患者は日常性とのつながりを全面的に放棄しているわけではないのである。

自分が他人の顔を着けているときには、「現実に対処する力」がのばせない、「対処力が弱いから自滅する」、と言っている言葉は的確に事態の本質を言い当てている。

この患者に不足している現実対処力とは、ミンコフスキーのいう現実との生命的接触のことであり、ハイデッガーのいう超越のはたらきのことである。超越のはたらきが十分でないために、彼の現存在は存在者の存在（ここでは自分の顔）と存在それ自体との間の存在論的差異を差異として持ちこたえることができず、それと同じこととして、自己性という形で両者の間に同一性を実現することができない。存在者としての自己であるべきはずのものと自己の存在それ自体であるべきはずのものとが、差異即同一、同一即差異の、いわば西田幾多郎のいう「絶対矛盾的自己同一」の緊張関係を逃れて、互いに無縁なものにまで遊離してしまう。そこでは、存在者も存在それ自体も、もはや「自己の」とはいえないものとなる。

著者が従前から強調してきたように、分裂病の基礎障碍、つまり表面的な精神病症状発現の有無にかかわらず、分裂病者をして分裂病者としての特異的な人生を歩ませる成因論的根拠は、個としての自己確立の失敗という歴史的過程である。人間においては、個としての自己確立、あるいは自己を個として自覚する自己理解は、その生物学的出生よりもかなり遅れて——萌芽的には生後六カ月ごろから、形式的に一応完成した個我意識としては三歳ごろから——開始される。さらに内容的にも充実した個的自己としての自覚が完成するには、思春期ないし青年期を待たねばならない。生物としての個体発生と自己の自覚的個別化の間のこの著しい時間的なずれは、人間のみに特有な人生形態としての分裂病過程の成立にとって、おそらく決定的に重要な意味をもつものであろう。

ここで個としての自己確立とか、自己の自覚的個別化とかの言葉で述べた事態が、ハイデッガーの思索において「超越」といわれているはたらきの完成に相当するであろうことは、これまでに述べてきたところから容易に考えられる。人間は生まれ落ちたその日から、ハイデッガーのいう意味での現存在であるのではない。人間が、「みずからが存在することにおいて、あるということ自体と関わっているような」、そして「あるということを会得しながら存在者と関わっているような」特別な存在者としての現存在になりうるためには、長い歳月を必要とする。必要なのはもちろん歳月だけではない。このような現存在となるための素質的な下地は、もちろん生まれつき準備されているものだろう。しかし、この素質が十分に結実し開花するためには、長い幼児時代を通じての養分の吸収が必要なのである。この養分にあたるものが、人間関係、ことに家庭内における両親との関係であることはいうまでもないだろう。前にも書いたように、自己を個として自覚しうるということは、自己がみずからを「他者にとっての他者」として発見しうることである。そして、自己がその人の前で自己を最初にその人にとっての他者として発見せねばならぬ他者とは、通常は母親であり、そして父親である。

　この個としての存在者自己の発見は、同時に同じく個としての存在者他者の発見を伴う。この二つのことは同じ一つの発見の両面にすぎない。メルロ＝ポンティは、「幼児の経験が進歩するにつれて、幼児は、自分の身体が何と言っても自分の中に閉じこもっているものだということに気づくようになり、そして、主として鏡の助けを借りて獲得する〈自分自身の身体の視覚像〉から、ひとは互いに孤立し合っているものだということを学ぶようになります[15]」と書いている。

　ここで注意されなくてはならないのは、単なる一個の身体と、もう一個別の身体との存在に気づいただけでは、まだ自己と他者とを発見したことにはならないという点である。この一個の身体が自己のものであり、もう一個の身体が他者のものであることが気づかれるためには、そこですでに、存在者自己や存在者他者の発見にはとどまらない、自己存在自体、他者存在自体の発見がなされているのでなくてはならないし、一方で存在者自己と自己存在自体との間、他方で存在者他者と他者存在自体との間の存在論的差異が、それぞれ自己性および他者性として根拠を与えられているのでなくてはならない。一言でいえば、そこにはすでに超越がはたらいていなくてはならない。

「超越において、また超越を通じて、存在者のうちではじめて、だれが《自己》であるか、……そして何が《自己》でないかが区別され決定される」のである。

分裂病者の家族についての多くの研究が一致して示しているところによると、後に分裂病となる子供にとっての最大の難問は、特定の家族、多くの場合に母親にとっての他者としての自己を確立するという課題だといってよい。自己を家族にとっての他者として確立することは、同時に家族を自己にとっての他者として確認することであろうけれども、分裂病者の出身家族の中では、この相互他者性の確認が独特の仕方で禁止されている。病者が発病直前にしばしば示す家族との絶交や家出などの過激な出立の試みは、この禁じられた相互他者性を獲得しようとしての命がけの跳躍《サルト・モルターレ》なのであろう。

精神分裂病をはじめとする多くの精神病が実際に発病する原因については、なおほとんどの点が不明のまま残されている。しかし、精神病という事態が人間にとってそもそも生じうるのは、人間がハイデッガーの意味での現存在として、有限な一個の存在者でありながら、これを超越して存在一般、あるということ自体の開けの場所としての世界に出で立っていかなくてはならないという定めを負うているからである。つまり言いかえれば、動物たちが直接的な生命の躍動の中に矛盾もなく生きているのに対して、人間は、身体的存在に結びついた存在者としての自己と、超越論的なあるということ自体との間の存在論的差異を、超越のはたらきによって差異として持ちこたえながら、これを自己の自己性、同一性として統合して行かなくてはならないような存在者であるからである。精神病そのものの原因はなお不明であるとしても、精神病になるという可能性の根拠は、現存在にとって存在論的差異が構成的であるという点にあるといえるだろう。

(1) Binswanger, L.: Schizophrenie. G. Neske, Pfullingen 1957, S. 20.（新海・宮本・木村訳『精神分裂病』I、みすず書房、一八頁）。
(2) ibid., S. 25.（同書、二五頁）。
(3) Kulenkampf, C.: Entbergung, Entgrenzung, Überwältigung als Weisen des Standverlustes. Zur Anthropologie der paranoiden Psychosen. Nervenarzt 26; 89 (1955).
(4) Heidegger: Sein und Zeit. 7, Aufl. M. Niemeyer, Tübingen 1953, S. 12 u. a.
(5) ibid., S. 54.
(6) ibid., S. 132.
(7) ibid., S. 133.
(8) Heidegger: Vom Wesen des Grundes. 4. Aufl. V. Klostermann, Frankfurt a. M. 1955, S. 15f.
(9) ibid., S. 19f.

(10) Deleuze, G.: La conception de la différence chez Bergson. Les études bergsoniennes, Vol. IV, 1956. p. 80.
(11) Wittgenstein, L.: Tractatus logico-philosophicus. 5. 5303. Routledge & Kegan Paul, London 1966.
(12) 和辻哲郎『人間の学としての倫理学』岩波書店、一三頁。
(13) 坂部恵『仮面の解釈学』東京大学出版会、八九頁。
(14) Binswanger, L.: op. cit. S. 57ff.(邦訳七三頁以下)。
(15) M・メルロ＝ポンティ『眼と精神』滝浦・木田訳、みすず書房、一三七頁。

ハイデッガーと精神医学──分裂病問題を軸として

ハイデッガーの哲学を精神医学に導入して、現存在分析（Daseinsanalyse）と呼ばれる一つの研究方向を創始したのは、ルートヴィッヒ・ビンスヴァンガー（Ludwig Binswanger, 1881―1966）である。ビンスヴァンガーははじめフロイトの精神分析を学ぶことによって精神科医としてのスタートを切ったが、彼の思想はやがてフロイトを離れて、急速にフッサールやハイデッガーの哲学へと接近して行った。この間の事情についてはビンスヴァンガー自身もいくつかの回想的な著作を書いているし、わが国では特に宮本忠雄氏(1)(2)(3)が詳細に紹介している。

そういった文献を通じて一般に理解されているところによると、ビンスヴァンガーはフロイトの「心的装置」の構想に含まれる自然科学的因果論ないし機械論の立場、いいかえると人間をhomo natura（自然人）として見る見方に不満を覚えてフロイトを離れたのだということになっている。この理解はそれ自体もちろんけっして間違ってはいないし、現存在分析を精神分析と対比的に位置づける際の、一つの決定的な指標であるだろう。

しかし、ビンスヴァンガーをハイデッガー哲学との連関において捉えて行こうとする場合、フロイトからフッサールを経てハイデッガーへという彼の思想遍歴の背後には、従来あまり問題にされてこなかったもう一つの事情が潜んでいるのを見落してはいけないのではないかと思う。それは、ビンスヴァンガーが、フロイトをはじめとする多くの精神分析家とは違って、神経症の外来患者よりも精神病院に入院中の重症の分裂病患者を治療する医師であったという事実である。私立精神病院を経営していた父親の急死によって、三〇歳の若さで大学を離れて院長職を継いだといういきさつは、一見学問や思想とは関係のない外面的な事情のように思えるけれども、現存在分析の本質を知るうえで、さらにはハイデッガー哲学と精神医学との関係を考えて行くうえで、実は大変に重大な意味をもっている。

フロイトの精神分析が神経症理論から出発したものであることについては、いまさら書くまでもないことだろう。神経症と精神病、特に精神分裂病との違いは、世間一般では軽症と重症の違いとして理解されることが多いようだが、精神医学の専門的な立場からいうとそれほど単純なものではない。治りやすい、治りにくいという尺度から見れば、神経症は一般にかなり治りにくいものだし、逆に分裂病の中にも大変に「治りやすい」ものがある。むしろこの二つを区別する最大の特徴は、その病態が神経症の場合には患者自身の自己の内部に限定されるのに対して、分裂病の場合には患者をめぐる対人関係を巻きこみ、自己世界と他者世界との関係の障碍として表面化してくるという点だといってよいだろう。

もちろん、神経症が対人関係と無関係だというわけではない。神経症の成立にあたっては、幼児期以来のさまざまな対人関係が不可欠の病因論的契機として関与している。このことは、だれよりもまずフロイトが重要視していた点であった（たとえばエディプス・コンプレックスにおいて）。さらに、神経症者が他人とのあいだに病的な関係を作り上げたり、神経症症状のために社会生活が円滑に行われなくなったりすることもまれではない。しかしなんといっても神経症者においては、分裂病者の場合とは違って、自己が自己であり他者が他者であるという対人関係の基本的前提に疑問を生じることはまずない。逆にいうと、自他の自明な分離が病態にまきこまれているかいないかで、精神医学は分裂病と神経症を便宜的に区別しているのだといってもよいだろう。

フロイトの個人心理学的な心的装置の構想は、自我が自我の資格を放棄することなしに無意識内部の葛藤に対処しえている神経症の病理を理解するうえでは、十分に有効性を保っている。ところが分裂病においては、いわばこの「心的装置」の自己所属性そのものが、その自明性を根本から危くされているのであって、自我それ自体が「自我」としての地位を追われて、それに代って他者主体が意志や行動の支配者となるのである。「私は私である」という自我の同一性に基礎づけられたAイコールAの自同律に疑義が生じると、それとともに因果律もその自然な根拠を奪われることになる。

ビンスヴァンガーがフロイトの限界を見てとったのは、彼自身が表明的に意識していた理由はともかくとして、実は分裂病者におけるこのような超論理的事態に直面してのことではなかったのだろうか。彼の初期の主著である『心理学総論序説』(4)（一九二二）は、彼の精神分析期から現象学期への転回点を印す重要な著作とみなされているが、この本では「他我知覚」の問題が、つまり通常の知覚では到達不可能なはずの他者の人格や意識がどのようにして認識可能となるのかという問題が大きく取り扱われている。このような問題意識が精神医学の領域で焦眉のものとなるのは、分裂病問題との対決を通じてでしかありえないと言い切ってよいだろう。

しばらくのあいだフッサール現象学に向けられていたビンスヴァンガーの関心は、一九二七年にハイデッガーの『存在と時間』が出現するに及んで堰を切ったようにこの新鮮な現存在分析論に向かうことになる。

ここでビンスヴァンガーの心をもっとも強く捉えたのは、「世界内存在すなわち超越としての現存在の構造」であり、ここから予想される「世界内存在ないし超越作用の変容としての精神病の理解」の可能性であった。[5] 彼は超越としての世界内存在の概念のうちに、フロイトの精神分析をむしばんでいた主体・客体分裂という「心理学の癌ともいうべき禍根が克服され」、「現存在と世界との統一」が保証されているのを見てとった。[6]

ビンスヴァンガーはこの新しい哲学を基礎にして「現存在分析」という研究方向を創始し、まず躁病者の観念奔逸[7]についてこの手法を適用したのち、一連の分裂病研究を次々に発表し（これはのちに一冊の大著にまとめられている）[8]、これによってハイデッガー哲学は、精神医学におけるもっとも重要な思想的根拠の一つとなった。ここで彼が試みたのは、精神病者の情態性がどのようにして彼の世界を変容させるか、そしてこのように病的に変化した世界内存在はどのような生活史から——つまり歴史的存在としての現存在の歩みから——由来するものであるのかについての分析であった。その際、ハイデッガーのいう時熱(Zeitigung)の概念と、ビンスヴァンガー自身がこれに補足した空間化(Räumlichung)の概念とが重要な役割を果し、分裂病者においては「経験の非一貫性」に由来する「欠陥的な実存」が、「世界への頽落」もしくは「頽落世界化」の様態において時熱し空間化することが語られている。

しかしビンスヴァンガーは——というより彼の中の分裂病への関心は、といった方がよいだろう——ハイデッガーの世界内存在の概念にはかならずしも満足しなかった。ビンスヴァンガーが読みとった「世界内存在すなわち超越」とは、現存在が「世界を欠いた」、「胴体だけの」自己から超え出て、世界へと向って超越するという構造であったけれども、これはまだ自己と他者とが、つまり自分の現存在と自分以外の現存在とが、一つの共通の世界へと向けて超越するという地平を開くものではなかった。ビンスヴァンガーが好んだヘラクレイトスの言葉[9]を用いれば、ハイデッガーのいう世界はまだ多分に「イディオス・コスモス」(個別の世界)的な意味を残していて、十分に「コイノス・コスモス」(共通の世界)になりきっていないと思われた。そしてこの「共通の世界」こそ、そこで自己と他者との人間ドラマが繰り展げられる場所であると同時に、その病的変容として分裂病という人間的な事態が生起する場所でもあった。

そこでビンスヴァンガーは、一九四二年の大著『人間存在の根本形式と認識』[10]において、ハイデッガーの「世界内存在」に自らの「世界超越存在」（Über-die-Welt-hinaus-sein）を補足して、「愛のわれわれ性」における現存在の構造を「世界内・世界超越存在」（In-der-Welt-über-die-Welt-hinaus-sein）として規定することになる。ハイデッガーにおける世界は、「関心《ゾルゲ》」といわれる現存在のありかたによって開かれる「自己自身へと向ってあること」としての実存の場所ではあるが、例えば愛における我と汝が「共に相互にあること」（Miteinandersein）としての「われわれ性」（Wirheit）が開かれる場所ではありえない。愛における共同相互存在は、各々の現存在が世界の内にありながら、しかもこの世界を超え出ているのでなくてはならない。このような愛の共同性が可能であるような——そしてそれは同時に、その変容としての分裂病という精神病態が可能であるような、ということに通じよう——現存在とありかたと、そういった現存在に接近する認識の仕方とは、「相互《アイナンダー》」という不可分の存在充溢からはじめて分かれてきて、互に相手に即して（an-einander）自らの《自己性》を手に入れる[11]」ような「我と汝」に着目することによってのみ明らかにすることができる。これがハイデッガーに対するビンスヴァンガーの基本的な姿勢であった。（このビンスヴァンガーの立場に対するハイデッガー哲学の側からの一つの態度表明は、辻村公一氏の論文「ビンスワンガーとハイデッガー[12]」にみられる。）

このようなビンスヴァンガーのハイデッガー理解に対して、精神医学の内部からはメダルト・ボス（Medard Boss, 1903—1990）が激しい批判を加えた。ボスはビンスヴァンガーと同様にはじめフロイトの精神分析から出発し、ビンスヴァンガーの影響を受けてハイデッガー哲学に親しみ、自らも現存在分析を標榜して一派を形成している精神科医である。彼はハイデッガーと深い個人的親交を結び、自分の指導する精神療法のゼミナールにハイデッガーを招くなどして、その思想の精神医学への「忠実な」導入については大きな自負をもっている[13]。このようなボスが、ビンスヴァンガーによるハイデッガー哲学の「誤解」について厳しい非難をあびせるのは、いわば当然のことであるかもしれない。しかしこのビンスヴァンガーとボスとの意見の違いの根底には、単なる「現存在分析」の正統争いをこえた、より重大な精神医学的な問題が隠れているように思われる。そこでわれわれはこの点についても、分裂病問題を座標軸の基点にとることによって、従来の一般的な理解とは違った角度から光を当ててみたいと思う。

ボスの批判は、なによりもまず「世界内存在」についてのビンスヴァンガーの理解に向けられる。ビンスヴァンガーは世界内存在を古い意味での「超越」と同一視しているが、ハイデッガーのいう超越とは、「現存在が存在《ザイン》に対してもつ際立って特別な関係、すなわちすべての出会う者を明けひらく場所であることによって、世界を生起させるところの、《現》の出で立ちという意味での超出」であって、「決してさしあたってまず自己ないしは主体性があり、それが次いでいろいろに超越したりするなどということ」はありえない、「したがってハイデッガーの意味での人間存在を特徴づける超越や世界内存在とは、決して第一義的内在から生じ、あれやこれやの《現存在様式》に《変容》しうるような態度様式を意味しはしない。超越や世界内存在はむしろ、すでにつねに同じ仕方で不変的に現存在の一切の関与《かかわり》の基盤をなしている本質構造に対する謂いに他ならない(14)」。「現存在分析論的には鬱病者も分裂病者も、はたまた健康者も、たとえ全くことなった知覚作用と態度様式のゲシュタルトの中にあるとはいえ、存在の明るみの領域としての同じ《世界》に属しているのである(15)」——。これがボスのビンスヴァンガー批判の基本点であった。

ボスが指摘しているとおり、ビンスヴァンガーによって理解された「現存在」は、主体客体対立の意味における相対的主体性を十分に脱却しているとはいい難い。それに応じて彼のいう「世界」も、この主体・現存在がそのつどの主観的情態性によって彩られた世界投企を投影するスクリーンといった意味合いを多分に残している。だからこそ「愛の共同性」においておのおのの現存在の相対的主体性が止揚されるのに伴って、それぞれの世界もまた「超越」されなくてはならないのである。このような理解がハイデッガー自身のいう現存在や世界内存在の意味から大きく外れたものであることはいうまでもない。

しかし、これに対するボスの批判の側にもいくつかの看過しえない問題点が含まれている。まず第一に、ボスのいう世界内存在、つまり人間であるかぎりすべての現存在についてつねにひとしく妥当する本質構造としての世界内存在は、フロイトの自然科学的・因果論的思考から生まれた「心的装置」の概念と同様、自然法則にも似た普遍妥当性を有する客観的規定として要請されている観がある。精神病者において世界内存在の変容を語ることは間違っているとボスがいうとき、その語り口は、たとえば、分裂病者に脳の解剖学的変化は見出されないというような自然科学的主張とさして変らないのである。ハイデッガーの考えていた世界内存在とは、それほどまでに客観的・形式的な規定であったのだろうか。(晩年のハイデッガーと個人的に対話を持つ機会のあった筆者の印象では、ハイデッガー自身もたしかにそのように考えていたふしはある。しかしある思想を生み出した人が、彼自身みずからの思想の真の意味を誤解しているということも、ありうることだろう。)

ボスが決定的に見落していた点は、世界内存在の概念における「内存在」(In-sein）の意味の重要性であった。ハイデッガー哲学に親しんでいる人にとってはいまさら言うまでもないことだろうけれども、この「内存在」とは、物と物との関係について いていわれるような空間的内部存在の意味ではなくて、「《内》（in）は innan-、つまり住むこと（wohnen, habitare）、在住する（sich aufhalten）ことから由来し、さらにこの《an》は、私は慣れている、慣れ親しんでいる、或るものを培っているの意で、居住し（habito）そして愛しむ（diligo）という仕方で住み慣れていること（colo）を意味している」[16]。（《in》を「住む」の意に用いる用例としては、英語の《inn》つまり「宿屋」の言葉が残っていて、この語は日本でも「ドライブ・イン」の用法で親しいものとなっている。）たしかにハイデッガーは、「内存在とは、世界内存在という本質的体制をもった現存在の存在を表す形式的・実存論的な表現である」[17]とは言っている。しかしこの「形式的」という言葉は、「内存在」が一つの実存疇、つまり実存論的範疇であることを述べたものに過ぎず、ボスが言っているように人間ならばだれにでもつねに妥当する一種の法則性を言い表したものではないだろう。この実存疇それ自体に疑義を生じて、「内存在」という形式を保ち難くなっているような存在様式が可能であるとしたら、そして分裂病者こそまさにそのような存在様式を示しているのだとしたらどうだろう。

ここでもまた、ボスがビンスヴァンガーとは違って、外来患者専門の診療所で主として神経症患者に精神療法を行っている精神分析医であることに注意を向けておこう。ボスにとっては、分裂病や分裂病者はけっして第一義的な関心の対象になっていないのである。フロイトとビンスヴァンガーを対比させて語っておいたこの一見外面的な専門分野や臨床の場の違いが、ここでも意外に大きな考え方の差異を生み出していると考えざるをえない。

分裂病の基礎障碍が、ほかならぬこの「世界と慣れ親しんでいること」の喪失としての「疎外」(Alienation) にかかわっていることを、緻密な症例分析を通じて明らかにしたのは、ビンスヴァンガーの後継者と目されるヴォルフガング・ブランケンブルク (Wolfgang Blankenburg, 1928―2002) である。彼はいう、「われわれが『存在と時間』におけるハイデッガーの分析よりもさらに一歩を進めなくてはならないのは、とりわけ、根源的な《〈事物の〉もとにあること《ザイン・バイ》》と《頽落性《フェアファレンハイト》》とのより明確な区別についてである。精神病を病む者を前にした人間学的精神医学の問いは、本来性か非本来性かの二者択一にかかわるものであるよりはむしろ、この二者択一の前提となっている根底や基礎にかかわっている。残念なことに現存在分析的研究は、これまでこのことを十分に注目して来なかった[18]」――これはボスのそれにくらべて、はるかに核心に迫ったビンスヴァンガー批判として受け取るべき発言である。分裂病者にとっては、ボスの主張とは違って、本来的な世界内存在はやはり不可能になっている。しかし、だからといって分裂病者が非本来的で頽落的な世界内存在を強いられているというビンスヴァンガーの理解も、やはり正しくない。問題はこの本来的と非本来的の二者択一の前提となっている「根底や基礎」にかかわっている。いいかえれば、本来的であると非本来的であるとを問わず、実存的であると頽落的であるとを問わず、いっさいの世界内存在が世界内存在として可能になっている根拠ないし基盤としての、「世界に住み慣れていること」が、分裂病者においては危機に瀕しているということなのである。

分裂病の基礎障碍としての、この「世界に慣れ親しんでいること」の喪失を、ブランケンブルクは彼の或る女性患者の言葉を借りて「自然な自明性の喪失」と表現し、ここからいくつかの重要な現象学的思索を展開している。ここではその細部に立ち入る余裕はないが、ブランケンブルクの姿勢をビンスヴァンガーやボスのそれと比較して一つだけ強調しておきたい点は、彼の思索が徹底した存在論的な、彼自身のよく用いる表現でいえば前述語的・前経験的・超越論的な次元で展開されているということである。従来の現存在分析がいわばハイデッガー哲学の用語を借り、ハイデッガーの思想に依拠した考察に止まっていたのに対して、ブランケンブルクはハイデッガーからの（それとともにフッサールからの）大きな影響を吸収したうえで、先人たちからの借りものではない彼自身の哲学的な思索を求めているといってよい。こういった彼の姿勢の根底には、分裂病の人間学的基礎障碍の成立している場所こそ、哲学者をして現象学的・存在論的思索へと向かわせるような人間的問題の発生してくるまさに同じその場所なのだ、という考えを読みとることができる。ハイデッガーをして彼の存在論へと駆り立てた問いの発生源、「プラトンやアリストテレスの探究を奔命に疲れさせ」た「実有についての巨人の戦い」（γιγαντομαχία περὶ τῆς οὐσίας）[19]の戦場こそ、分裂病という不可解な事態においてきわめて尖鋭化された形で自らを問題として示してくるような、人間存在の根本的な構成契機そのものだということなのである。

このような構成契機の一つとしてハイデッガーが取り出している重要な概念は、存在者の存在と存在それ自体とのあいだの「存在論的差異」（ontologische Differenz）である。われわれは日常さまざまな事物に出会ってそれらの個々の存在者の存在を確認し、自己自身や他者の存在をも同じ意味で「もの的」（ontisch）に確認している。しかしわれわれはまた、それとは異った次元で、そういった個々の存在者《もの》の存在に限定されない「あるということ」そのものとしての「存在それ自体」についても、ある種の感覚的な理解をもっている。（「離人症」と呼ばれる精神症状において失われるのは、この「存在それ自体」についての感覚だといってよい。）われわれの自己存在についてみても、存在者的・もの的な自己の確認だけでは充実した自己体験をもつことはできない。自己が真に自己自身でありうるためには、自己はその根底において「存在それ自体」に開かれていて、自己の根底に存在論的差異が実現されているのでなくてはならない。

この辺の事情は、ハイデッガー自身の口からは次のように語られる。「存在論的差異を事実的に成立させている《差別しうる》ということは、そのこと自身の可能性の根源を、現存在の本質の根拠のうちに確保しているのでなくてはならない。存在論的差異のこの根拠を、われわれは先取的に、現存在の超越と名づける[20]」、そして「超越においていて現存在ははじめて、みずからそれであるところの存在者に、つまり自己《自身》としての現存在に到達する。超越が自己性を構成する。しかし超越はやはりけっしてまず自己性のみにかかわるのではなく、それと一つのこととして、現存在《自身》ではない存在者にもかかわる。より正確には、超越において、また超越を通じて、存在者のうちではじめて、だれが《自己》であるか、《自己》がいかにあるか、そして何が《自己》でないかが区別され決定される[21]」。

存在論的差異と自己の自己性との関係をめぐる諸問題は、分裂病論が避けて通ることのできない重大な課題を含んでいる。ビンスヴァンガーは遂にこの課題に手をつけることがなかったけれども、彼にフロイトからハイデッガーへの「転回」をなさしめた動因の一つとして、この課題についてのなんらかの予感のようなものが働いていただろうことは想像にかたくない。ちなみに筆者自身の分裂病論も、さまざまな迷路に迷いこんだあげく、結局はほかならぬこの差異と自己性の問題に突き当って現在はそこをさまよっているという感じがする。この問題についての筆者の思索はまだ未熟であるので、細部に立ち入った考察はいずれ稿を改めて行わなければならない。ここではただ、最近発表した二、三の試論(22)を参考として挙げておくにとどめる。

精神医学と哲学との関係は、たとえば心理学や社会学との関係とは本質的に異った次元で動いている。つまりそれは、ある一つの研究領域での成果が別の研究領域に応用されるといった次元の関係ではない。精神医学、ことに分裂病論は、自らと哲学とがともにその学としての成立の根拠としているような、両者の共通の根に対する問いを避けて通ることができない。ハイデッガーの哲学は、多くの哲学の中でもとくに明確にこの根を直視した思索として、今後も精神医学の進路を照し続ける炬火であることをやめないだろう。

（1）宮本忠雄「ビンスワンガー年譜」、新海安彦・宮本忠雄・木村敏訳『精神分裂病』Ⅱ所収、みすず書房、一九六一年。
（2）宮本忠雄「ビンスワンガー」、『異常心理学講座』7、みすず書房、一九六六年。
（3）宮本忠雄「ビンスワンガー」、荻野恒一・相場均編『現代精神病理学のエッセンス』、ぺりかん社、一九七九年。
（4）Binswanger, L.: Einführung in die Probleme der allgemeinen Psychologie, Berlin 1922.
（5）Binswanger, L.: Über die daseinsanalytische Forschungsrichtung in der Psychiatrie (1946). In: Ausgewählte Vorträge und Aufsätze I. Bern 1947.（荻野恒一・宮本忠雄・木村敏訳『現象学的人間学』、みすず書房、一九六七年）――同書「まえがき」（邦訳七頁）参照。
（6）同、邦訳二六一―二六二頁。
（7）Binswanger, L.: Über die Ideenflucht. Schweiz. Arch. Neur. Psychiat. Bd. 26―30, 1931―32.
（8）Binswanger, L.: Schizophrenie Pfullingen, 1957.（新海安彦・宮本忠雄・木村敏訳『精神分裂病』Ⅰ・Ⅱ、みすず書房、一九五九―一九六一）。
（9）Binswanger, L.: Heraklits Auffassung des Menschen (1934). In: Ausgew. Vortr. u. Aufs. I. Bern 1947.（邦訳『現象学的人間学』、一三〇頁以下）。
（10）Binswanger, L.: Grundformen und Erkenntnis menschlichen Daseins. (1. Aufl., Zürich 1942), 3. Aufl. München/Basel 1962.
（11）a.a.O., S. 21.
（12）辻村公一『ハイデッガー論攷』、創文社、一九七一年、付録三、一六三頁以下。

(13) Boss, M.: Psychoanalyse und Daseinsanalytik. Bern 1957.（笠原嘉・三好郁男訳『精神分析と現存在分析論』、みすず書房、一九六二年）、日本語版への序文参照。

(14) 同書邦訳、一〇一・一〇二頁。

(15) 同書邦訳、一一九頁。

(16) Heidegger, M.: Sein und Zeit. 7. Aufl. Tübingen 1953, S. 54.

(17) a.a.O., S. 54.

(18) Blankenburg, W.: Der Verlust der natürlichen Selbstverständlichkeit. Stuttgart 1971.（木村敏・岡本進・島弘嗣訳『自明性の喪失』、みすず書房、一九七八年）、邦訳一二二頁。

(19) Heidegger, M.: Sein und Zeit. S. 2.

(20) Heidegger, M.: Vom Wesen des Grundes. 4. Aufl. Frankfurt 1955, S. 15f.

(21) a.a.O., S. 19f.

(22) 木村敏「存在論的差異と精神病」、理想、一九七八年七月号（本書に収録）および「時間と自己・差異と同一性——分裂病論の基礎づけのために」、中井久夫編『分裂病の精神病理』8、東京大学出版会、一九七九年（『自己・あいだ・時間』〔ちくま学芸文庫、二〇〇六年〕、『木村敏著作集2』〔弘文堂、二〇〇一年〕収録）。

文庫版あとがき

本書を第三文明社から刊行した一九八三年ごろ、わたしは名古屋市立大学の精神医学教室に勤めていた。講座医局制反対運動と反精神医学思想がリンクして、落ち着いた勉強がほとんどできない情勢にあった全国のいろいろな大学から、人間学的な精神病理学を学びたいという若手の精神科医が集まってきて、この教室はいま思い出してもこころの躍るような活気にあふれていた。わたし自身も五十歳をすこし越したところで、自分の精神病理学を構築する道具立てはだいたい取りそろえ、論文を書くごとにそれをすこしずつ建て増して行くという時期にさしかかっていたかと思う。

わたしの精神病理学はもともと医学というよりも哲学と境を接していて、「あいだ」や「間《ま》」、「自己」と「自然」、「みずから」と「おのずから」、「もの」と「こと」といった、一般の人がふつうに使う日本語を基本概念にしていたから、哲学の雑誌や総合誌から執筆を求められたり、市民講座的な集まりで講演を頼まれたりする機会も少なくなかった。わたしはそれを、これらの基本概念を掘り下げるために利用させていただいていた。専門誌への論文ではなかなかそこまで踏み込む余裕がなかったためもある。本書の第一部と第二部に収録した文章は、だいたいそういういきさつで書かれたものである。

「はしがき」にも書いたことだが、このような事情でできあがった文章だから格別に新しいことはなにも語られていない。しかしここには、わたしの精神病理学の背景になっている「内面の歴史」のようなものが、かなり自由な語り口で言語化されていると思う。物語論の用語でいえば、わたしの精神病理学の「筋書き《ストーリー》」ではなくて「筋立て《プロット》」が表に出ているとでもいおうか。今回、文庫化にあたって全部を読みなおす機会が与えられ、あらためてその感を強くした。

わたしの精神病理学は、統合失調症（当時の精神分裂病）を、自己の個別化の、つまり自己が自己であることの病理として理解しようとする試みから始まった。そしてその考察の最初から、ある人の内面的経験や外面的行動の自然さとその人の自己存在の確かさが、同じひとつの根から出ているのに違いないという確信のようなものをもっていた。わたしの生涯の友人となったブランケンブルク氏は、彼のみごとな統合失調症論（一九七一年）を『自然な自明性の喪失』と題しているが、これとまったく同じ文言を、わたしは自分の最初の統合失調症論文（「精神分裂病症状の背後にあるもの」、『哲学研究』一九六五年）ですでに使っていた。ただし、わたしが「同じひとつの根」から出ているとみなした「自己」と「自然」のあいだに、ブランケンブルクは「弁証法的相補関係」を考えた。

統合失調症という病理を、ほとんど同じといってもよい目で見ている二人のあいだで生じたこの解釈の違いは、精神病理学的に、というよりも精神病理学の成立の根拠に関わるという意味で「メタ精神病理学的」に、重大な問題を提供してくれる。西田幾多郎のよく知られたことばで言ってしまえば、「絶対矛盾的自己同一」ということになるのだろう。

考えてみると、この絶対矛盾的自己同一の場所を、わたしはわたしなりに「あいだ」ということばで呼んでいたのだと思う。このことばをわたしが最初に鍵概念として用いたのは、統合失調症論とは違った比較文化論的な文脈で、日本人固有の超越的審級としてであったけれども、一方で自己の病理、自然の病理である統合失調症が、その対人関係面での病態において勝義での「あいだの病理」であることはいうまでもない。

この意味での「あいだ」というのは、哲学的な表現に対応させれば、さしあたって「間主観性」を成り立たせている「間」のことだということになるだろうけれど、わたしはこの概念を使い始めた当初から、これにいわば「内主観的」な「自己と自己とのあいだ」の意味をもこめて用いていた。それはいってみればノエマ的・対象的に個別化された自己と、ノエシス的で個別化以前の自己との「あいだ」、身体化された「自己というもの」と身体化されていない「自己であるということ」との「あいだ」である。そしていわゆる間主観的な「あいだ」も、結局はこの内主観的な「あいだ」に根ざしたものであり、統合失調症における対人関係の障害の根底には、自己が自己でありえないこと、自己の存在が自然でありえないことという、自己存在の障害を考えなくてはならないものと考えていた。

わたしの精神病理学はビンスヴァンガーの現存在分析を勉強することから出発しているので、ハイデガーの哲学、とくにその初期の存在論が、わたしにとって最初から羅針盤のようなものだった。しかしわたしの関心は、ビンスヴァンガーのように「世界内存在としての現存在」の分析へと向かわずに、もっと根底的なハイデガーの思想、つまり「存在者（あるもの）」と「存在（あるということ）それ自体」との「存在論的差異」に引きつけられていた。わたしはこの存在論的差異こそ、間主観的「あいだ」を成り立たせている内主観的「あいだ」の基本構造だと考えた。この考えは現在でも変わっていない。本書の第三部を構成している、「はしがき」に「ずっと硬質の」と書いた三つの論文は、すべてこの哲学的な論議に当てられている。

本書ではあまり表に出ていないけれども、わたしの精神病理学を導いてくれたもうひとりの哲学者は西田幾多郎である。西田の自己論は、主語的な個物と述語的な一般者との、「於いてあるもの」と「於いてある場所」との、彼独自の「存在論的差異」の思索につらぬかれている。そして、西田の「あいだ」論の珠玉の一編というべき「私と汝」では、この「存在論的差異」の場所論が時間論のかたちをとって展開されている。当初から時間と自己の同時成立を考えていたわたしにとって、この西田独自の場所の論理は無視することを許さぬものだった。

その意味で、近年精力的に西田論、ことに「私と汝」の時間論に打ち込んでおられるドイツ在住の哲学者で、わたしの長年の畏友である小林敏明氏が本書の解説を引き受けてくださったことは、望外の幸せである。

筑摩書房編集部の大山悦子さんは、わたしの本の四冊目の文庫化を手がけてくださったことになる。これまでのお仕事とあわせて、こころから御礼を申し上げたい。

二〇〇八年二月

木村敏

木村敏との「間」　解説にかえて

小林敏明

私にとって木村敏は師ならぬ師である。というのも私は制度的には一度も彼の学生であったことはないし、また彼の同業者でもないにもかかわらず、確実に彼の影響の下に自分の思索や研究を進めてきたと言えるからであり、さらにその影響の受け方自体がやはり普通に「師弟関係」と呼んですますことのできないある種の緊張関係を孕んでいるからである。以下そのいきさつを書きしるしながら、あわせて木村理論の意味を私なりの流儀で跡づけてみることにしたいと思う。

もうかれこれ三十年ちかく前になるのだろうか。当時私は予備校講師として身を立てながら細々と哲学の勉強を続けていたのだが、どうにも哲学という学問に対する違和感をぬぐいきれないでいた。私のもともとの哲学の研究課題はフッサールの相互主観性論というもので、具体的には、私（自我）はいったい他者（他我）をどのように知覚、認識、構成できるのか、というような問題に取り組んでいたのだが、一方でこれをこのまま続けていっても、結局のところはフッセリアーナ（フッサール全集）やフェノメノロジカ（現象学叢書）の隅をつつきながら、一生を無味乾燥な文献学とのつきあいに明け暮れして終わるだけではないか、哲学であれ何であれ、自分の求めるものはもっと別のところにあるのではないか、というようなことを考えていた。そもそもいったい何のために哲学なんぞをやるのか、そういうごくナイーヴで、しかし根本的な疑問に悩まされていたのである。

ちょうどそんなころ私は、偶然相前後して精神病に悩む二人の人間に出会った。それは今から想うと、私の人生を決定するほどの運命的な出会いだった。その二つの出会いのうち、ひとりは精神分裂病（統合失調症）、もうひとりは躁鬱病に悩む人物で、ともに自分に近しい関係にあったので、私は自分の及ぶかぎり精一杯その人たちの治療に協力することを決意し、にわか勉強で精神医学関係の本を読みあさったり、相談のために友人の精神科医を訪ねたりした。そのなかに木村の著作があったのはいうまでもない。だが、私自身の治療協力に関しては空しい結果が待っていた。ひとりは、あまりに過酷な日常のつきあいに音をあげてしまった私の方が結局は戦線離脱することになり、もうひとりには快癒が見えてきたとたんにあっさり自殺されてしまった。

このときほど自分の生半可な知識、さらには生半可な人との関わりを思い知らされることはなかった。一生の痛恨であり負い目である。

木村敏との出会いは、そういう私自身の精神がもっとも揺れ動いていたクリーゼの時期に始まる。だからじつのところは、私自身が無意識のうちにだれか治療者を求めていたのかもしれない。直接の出会いは、すでに著書を通じて木村への関心を高めていた私が講演依頼のために直接彼を自宅に訪ねたことであった。そのときのことは今でも鮮明に覚えている。学生時代に著名な人物のところに講演を依頼しに出向いた経験のある者ならだれでも心当たりがあるだろうが、それと似た状態で、そのとき私はどう話を切り出したらよいのか、どう話したら失礼がないのかなどと考えながら、玄関先でひどく緊張していた。ところが現われた木村から最初に発せられたのは、ああ、あなたが小林さんですか、よく知っていますよ、というこちらが拍子抜けするほど意外で気さくな一声だった。じつは偶然にも彼の娘さんが私のクラスの生徒で、家で私のことが話題になったりしていたらしい。講演は二つ返事で引き受けてもらった。

こうして、治療協力に関してはまったくの無力を思い知らされた私だったが、他方でそのことが機縁で、私は木村敏という日本が生んだ希代の精神病理学者と知り合いになる幸運を得たのであった。それは私の場合もはや木村の理論を直接治療のためにどうこうしようというのではなくて、こうした理論こそ私が求めていた「哲学」スタイルにほかならないと思われたからである。よく知られているように、木村の精神病理学は「自覚」とか「間」といったキーワードに始まり、しかも病理の中心課題を「自己」の危機ないし不成立ととらえている。この自己の問題はいうまでもなく当の病者にとってきわめて具体的で切実な問題である。精神科医ないし治療者は否が応でもこの病者の「自己」に直接的な形で遭遇しなければならない。つまりここにおける「他者認識」はたんなる文献上の論理的な辻褄あわせとは決定的にちがうのである。加えてここでは、近代西洋哲学が前提にするような「主観性」とか「自我」というものが必ずしも自明の前提とはならない。つまりその哲学の前提自体がすでに懐疑の対象となるのである。このことは私にとってまさに青天の霹靂であった。たとえ雲をつかむような抽象論議をしながらでも、つねに目の前の具体的な他者に焦点を当てて、それをじっと見つめつづけなければならないというあたりまえの条件、それは本来哲学においてでも同じことなのだが、制度化された哲学は往々にしてそのことを忘れてしまう。

爾来今日にいたるまで私は木村の著作はことごとく読みあさってきたし、彼の翻訳したドイツの精神病理学関係の著作もむさぼるようにして読んできた。とくに木村の終生の友人でありライバルでもあったブランケンブルクや彼のドイツ留学時代の師に当たるテレンバッハからは私自身も多くを学んだ。鬱病論に役割理論やサルトルの存在論を適用しようとしていた、やはり木村の友人のクラウスの試みにも関心が向いていた。そしてそれにつれて次第に自分のしてみたいと思うことがはっきりしてきたのである。それは一言でいうと、「自己」という概念を、メランコリー（鬱病）の時間意識に即しながら、しかもあくまで哲学の論議として検証しなおしてみようということであった。八〇年代に木村の紹介で何度かハイデルベルク大学の精神科を訪ねているうちに、どうしても一度本格的に病理学を勉強してみたいと思うようになったのは勢いというべきか、私は一九九二年の春、ついにそれまでの仕事に見切りをつけてドイツに渡った。四十三歳、まさに「遅れてきた青年」の決断であった。

とはいえ私は医学部を卒業して医師の免許をもっているわけではない。つまり制度的には大学の精神科で勉強するにはきわめて不都合な条件下にあったのである。しかし木村の紹介ということもあって、四年間私は公式にはハイデルベルク大学精神科の特別研究員ということで滞在ヴィザも得られ、かなり自由に勉強させてもらった。大御所ヤンツァーリックやいまやニューロ・サイエンスの旗手となった感のある若きシュピッツァーの研究室に上がりこんだり、ときどきマールブルクのブランケンブルクを訪ねてはドクター論文についていろいろ相談に乗ってもらったこともあるし、『Daseinsanalyse』系の病理学会で何度か分不相応の発表までさせてもらったこともある。その成果が一九九六年に、医学部ではないが、ベルリン自由大学宗教学研究所に提出した私のドクター論文『Melancholie und Zeit』である。私のドクター・ファーターはフロイト研究の大家でもある宗教哲学者のハインリッヒだが、審査には特別にマールブルクからブランケンブルクにも加わってもらった。これが私のその後の研究人生の本格的な始まりだとすると、その決定的なターニング・ポイントで私は木村に出会い、しかもその多大な恩恵に浴したということになる。この論文をもっとも喜んでくれたのも、陰のドクター・ファーターともいうべきその木村であった。

恩恵は、しかし木村の場合たんなる人的なつながりをお膳立てしてもらったということにとどまらない。いうまでもなく、その理論にある。ドクター論文『Melancholie und Zeit』のテーマである鬱病者における時間意識の変容というテーマに関しては、当時この分野の権威だったテレンバッハの唱えるTypus melancholicus（メランコリー親和型）というテーゼの影響下にあったのはもちろんだが、その直接のきっかけとなったのは、やはり木村が当時うち出し始めたpost festumのテーゼである。木村は分裂病、（躁）鬱病、癲癇をそれぞれante festum、post festum、intra festum と用語化し、鬱病における特徴を「遅れを取ること」「あとの祭り」「未済」といった点に見てきた。もう少し具体的にいうと、鬱病者においては自分が「取り返しのつかないこと」をしてしまって、もはやそれを修復することも、その借りを返すこともできなくなってしまったというジレンマを内実とする負い目の心理が特徴的だということである。鬱病の特徴としては、さらに罪業妄想、心気妄想、貧困妄想、執着気質、秩序志向、過去志向、役割への過剰同一化などがあるが、私が試みたのはこれらの症状をすべて時間意識のあり方として解釈しなおすということであった。

その過程で気づいたことのひとつは、鬱病者にとって「所有」ということがひとつのポイントをなしているのではないかということであった。(これは日本では以前から笠原嘉などによっても指摘されていたことであった。) これがどう時間意識と関係しているかというと、have とか haben というもともと所有を意味する語によって表わされる完了時制の問題である。ここでは詳しく述べるわけにはいかないので、簡単に言ってしまうと、鬱病者においては過去、現在、未来がいずれも完了形でとらえられているのではないか、そしてそれにともなって時間表象や時間感覚が変わるのではないかという推論である。たとえば日本語ではこれは「……してしまった」と表現されるわけだが、語呂合わせを駆使していえば、この「閉まった」「しまった!」という自己閉鎖的で完結的な時間空間表象が鬱病者の意識そのものを強く規定しているのではないかというのが私の考えたことであった。これに近いことはそれまでにブランケンブルクや木村も部分的に指摘していたことだったが、それを思い切って哲学の仮説テーゼとして打ち出したのが私のドクター論文ということになる。

さらに所有を核とする完了意識が成立するためには、その時間が所有される「もの」としてとらえられているのでなければならない。つまり時間が生き生きとした活動ないし運動としての「こと」から離れて、一種の物のように凝固しているのではないかというのが、そこから導き出される私の第二の推論であった。これについてはベルグソンやミンコフスキーの空間化した時間の考えや日本の哲学者廣松渉の物象化論などとのつきあわせをおこなってみた。たとえばベルグソンの場合、時間とは本来「純粋持続」であり、われわれが一般にもっている過去、現在、未来などの時間表象は、その純粋持続が空間的表象によって変容されたものにすぎないという批判がなされるわけだが、この本来的時間としての「純粋持続」が「こと」に当たるだろうし、また、マルクスや現代物理学に範をとった廣松哲学では、われわれの抱いている実体的な「物」の概念は、じつは第一次的な事的関係性がそのつど共同主観的に凝固して成立する、いわば二次的な産物にすぎないとされ、このあらゆる物的存在に先立つ一次的な事的関係性が、やはり「こと」との親和性を表現しているからである。こうした「もの」とか「実体」の相対化についても、木村はこの時期すでに「こと」と「もの」の区別をしながら、独自の問題提起をしていた。

本書のなかでも木村はハイデッガーの存在 Sein と存在者 Seiendes との存在論的差異に着目しながら、病者にとって問題となるのは存在者ないし「もの」としての自己ではなく、あくまで存在ないし「こと」としての自己だという重要な指摘をしているが、この「もの」から区別された「こと」としての自己という考えは、その後の木村理論の発展に大きな飛躍をもたらした観点であり、それまでどちらかというと対人的ニュアンスに比重がかかっていた「あいだ」が時間性を内包する「内的差異」の次元へとずらされていくきっかけにもなったものである。つまり、初期の木村がおもに対人関係やそれに付随した空間的距離のようなものに焦点を当てながら病理学理論をうちたてようとしていたとするなら、この「こと」概念の導入を契機に、その「間」が時間的な「ま」や「タイミング」の次元をも含んでとらえなおされるようになったということである。だから、この転回《ケーレ》は、やがて「ノエシス」と「ノエマ」とか「アクチュアリティ」と「リアリティ」といった用語に託しながら、その存在論的差異のぎりぎりのところに成立する自己の原点（「発生機状態」）を追いつづけることになる後期木村理論の本格的な始まりといってもよい。本書のなかからそうした考えがもっともよく出ている箇所をひとつだけ引用しておこう。

> 「私」や「自己」がもし「ある」といいうるなにかであるならば、それはあくまで「私ということ」、「自分（みずから）ということ」として、つまり、さまざまな「もの」を「もの」として成立たせている場所としてであるにすぎない。そして、この場所に立つかぎり、「私ということ」や「自分ということ」は、「ものがあるということ」や「時間が流れ、空間が拡がっているということ」と、つまり「世界が世界として開けているということ」と同じ一つの「こと」の一側面にすぎないことになる。「私」とか「自分」とかいうことは、この源泉的な「こと」の開けを、こちら側へ引き寄せて表現したまでのことなのである。
>
> （本書六五～六六ページ）

こういう木村の考えに倣うように、そのころ私自身も自分の処女作『〈ことなり〉の現象学』（一九八七年）で、その「こと」をさらに「ことなり（異なり・事なり）」という自己差異化の運動としてとらえようと試みた。今から考えると、これは木村理論とデリダ理論の統合の試みといってもよいかもしれない。

完了を特徴とする鬱病の時間意識に関心が向いたのは、まさにこれが「こと」としての時間が何らかの物象化をこうむって「もの」へと変容してしまった現象ではないかという憶測が成り立つからだが、同時に大事なことは、この物象化はけっしてわれわれの時間意識から払拭できないものであり、その意味でわれわれの現実の時間意識はこの「こと」と「もの」の混合ないし半物象化を免れないという帰結である。これが私自身が「ことと」と「ことなり」の概念に託したもうひとつの意味であった。これはむろん「こと」と「もの」との量的なプロポーションの問題ではない。むしろあらゆる存在につきまとうオントロ－ギッシュな矛盾である。

このことは言語行為における「意味」ということを考えてみればいくらかわかりやすいかもしれない。デリダをもち出すまでもなく、われわれの言語行為は不断の差異化の運動、言い換えれば「異成り」としての「言成り」である。しかしわれわれがそこにコミュニケーションの前提となる「意味」を見出す瞬間、その運動は静止しなければならない。デリダに即していえば、différance（差延）は différence（差異）に変じるのでなければならない。そうでなければ、われわれは固定した一定の意味内容にもとづいた共通理解を得ることはできないからである。この瞬間がまさに物象化が生ずる瞬間である。むろんこのいったん静止して現出した「意味」は次の瞬間には再び差異化の運動のなかに放りこまれ、それはたえずその差異化（ずれ）と物象化の自己矛盾的運動を形成することになる。われわれの時間意識もまたこれと同様であって、過去、現在、未来といった時間表象もまた、それらがノエマ的「表象」であるかぎり、そうした運動の産物だということになる。本書を含めて木村がたびたび引き合いに出す西田幾多郎の「行為的直観」とか「絶対矛盾的自己同一」といった概念のなかに読みこもうとしているのは、おそらくそういう事態である。

木村理論のその後の発展でさらに重要なのは、木村がそうした差異化の運動そのものの背後にあって、しかもその運動を成り立たしめているような次元をつねに考えてきたということである。意識に即していえば、これはわれわれの個々の意識を成り立たしめているような大いなる意識あるいは「場所」とでもいうようなもので、木村はこれをあるときは「メタノエシス」と呼んだり、「根源的自発性」と呼んだりしてきたのだが、最近ではこれを意識の次元からさらに「生命一般の根拠」といった次元にまで推し進め、そこに木村独特のメタ・バイオロジーをうち立てるまでにいたっている。木村が政治的に何かと問題にされるヴァイツゼッカーの理論に、あえて危険を冒してまでも接近しようと図るのも、もっぱらそうした生命の「発生機」を求めて先鋭化してきた木村自身のメタ・バイオロジカルな関心からきている。

木村のこのあくなき理論追究の姿勢は、だから西田のそれによく似ている。西田が「純粋経験」というひとつの事態を「場所」「述語」「永遠の今」「行為的直観」を経て「絶対矛盾的自己同一」のテーゼにまで推し進めていったように、木村においてもあるひとつの事象が「間」や「こと」「ノエシス」「アクチュアリティ」などを経て「生命一般の根拠」にまでつきつめられていっているからである。では、その木村の思索の中心に居据わっているひとつの事象、言い換えれば彼の関心の焦点とは何かといえば、それがほかならぬ本書がテーマにしている「自己」ないし「自分」ということである。それは木村にとって精神医学と哲学と生物学が境界を接しながらせり上がってくる、それこそもっともアクチュアルな思索の磁場のようなものであるだろう。私はといえば、ドクター論文以後のこの十年、再び木村に導かれるかのごとく、ひたすら西田の「永遠の今」をターゲットに、その時間・他者論を追ってきた。それが木村の追いつづける「自己」論とどこかで共鳴しあうことを願うかのように。

このように、私の思索はこの三十年間木村とともに進められてきたといっても過言ではない。それは木村の好む比喩をつかっていえば、一種の合奏にも似た共同思索の道であったといえる。だが、この合奏はこれまでのところもっぱら木村が主旋律を弾いて、私はただその目立たぬ伴奏をしてきたにすぎない。あるいはせいぜいのところそれは後追いのフーガであったことを自覚しているので、パートの決まったクラシック音楽の愛好家である木村とちがって、元来フリー・ジャズ精神の持ち主たる私としては、次のアンサンブルをジャム・セッションの場へと変じて、及ばずながらもいつか前にしゃしゃり出て自分の楽器の音を聴いてもらう機会を狙っているのだが、このステージ中央に立ったまま相変わらずエネルギッシュに演奏しつづけるバンド・リーダーを前にすると、なかなかそのタイミングをつかまえることが難しいのである。そんな尊敬と不遜な競争心のない交ぜになった木村敏との「間」、ここに私が木村をあえて師ならぬ師と呼びながら敬愛してやまない理由がある。

本書は一九八三年四月二十日、第三文明社よりレグルス文庫一四七として刊行された。

ちくま学芸文庫

自《じ》分《ぶん》ということ

二〇〇八年五月　十　日　第一刷発行
二〇二三年四月二十五日　第五刷発行

著　者　木村　敏（きむら・びん）
発行者　喜入冬子
発行所　株式会社　筑摩書房
東京都台東区蔵前二―五―三　〒一一一―八七五五
電話番号　〇三―五六八七―二六〇一（代表）
装幀者　安野光雅
印刷所　明和印刷株式会社
製本所　株式会社積信堂

ISBN978-4-480-09144-4 C0110